石原式

「朝だけしょうが紅茶」ダイエット

7日間、体を温めて水を出す

石原結實

PHP文庫

JN286375

○本表紙図柄＝ロゼッタ・ストーン（大英博物館蔵）
○本表紙デザイン＋紋章＝上田晃郷

まえがき

太りすぎ（肥満）には、「固太り」の肥満と「水太り」の肥満があることについては、漢方医学の領域では二千年も前から指摘されていましたが、一般の人々の間でも、漠然とした認識はあったと思われます。それが、最近、メタボリック・シンドローム（内臓脂肪症候群）なる概念が打ち出されてからは、西洋医学でも、肥満のタイプを「リンゴ型肥満」と「洋ナシ型肥満」の二つに大別する傾向が出てきました。

前者は「太鼓腹」型の「固《かた》太り」ですし、後者は「下半身デブ型」の「水太り」と言ってよいでしょう。

よく観察していますと、現代人の肥満は、「水太り」の洋ナシ型肥満が圧倒的に多いことがわかります。とくに女性においては、ほとんどがこのタイプです。

太っている人は、よく、体脂肪率が二〇％とか三〇％とか口にしますが、実は、体重の六〇％以上が水分なのですから、体重に一番影響を及ぼす要素は、「水」ということになります。

ビニール袋に水を入れ、吊り下げると下の方が膨らむように、水太りの肥満は、臍《へそ》から下が膨らむ傾向があります。これこそ、「洋ナシ型肥満」で、「下半身デブ」とか「大根足」などと酷評される所以《ゆえん》になっているわけです。

本書に著した「しょうが紅茶」を中心とした「体を温める」ダイエットを実行すると、始めた日から数日間は、尿の回数、量ともに驚くほど多くなり、たった一日で1kg、一週間で2kg近くやせる人が少なくないのも、実は、体内の余分な水分が尿や汗とともに排泄され、「水太り」が解消されるからです。

雨にぬれると体が冷えるし、お風呂上がりに体についた水分を十分に拭きとらないと湯冷めがひどくなるし、「冷却水」という言葉もあるように、「水」には体を冷やす作用があります。よって、逆に「しょうが紅茶」で「温める」ダイエットをすることにより、尿や汗の出がよくなり、体内の余分な水分がなくなると、体温が少しずつ上昇してきます。すると、脂肪の燃焼や、体内の老廃物の燃焼や排泄がよくなり、今度は、脂肪が少なくなることにより、徐々に体重が減少していくのです。症例（五六ページ参照）に記したとおり、私が経営する健康づくりの保養所の武一料理長のように、一日で0・5kg、六日で1・5kg、十七日で5kgの減量も十分可能なわけです。

この「朝だけしょうが紅茶」ダイエットの特徴は、忙しくもあるし、どうせ食欲もあまりない朝の食事をしょうが紅茶一～二杯だけにし、昼はできれば、そばやピザなど軽いものにし、夕食は、アルコールも含めて好きなものを、何をどれだけ食べてもよい、という簡単なものです。

夕食で、少々、食べすぎ、飲みすぎをしても、朝をしょうが紅茶だけにさえすれば、ほぼ間違いなくやせられる、というのは、しょうが紅茶のもつ体熱上昇作用による代謝の促進、その結果起こる排尿や発汗、脂肪や老廃物の燃焼・排泄力の増大によるところが大《だい》だからです。

あなたもぜひ、この「しょうが紅茶」ダイエットを実践され、体重減少だけでなく美肌や、輝ける健康体をゲットしていただければ、筆者としても、大変、嬉しいことです。

最後に、本著の企画編集をして下さったＰＨＰ研究所文庫出版部の山田雅庸編集長、四井優規子女史に、この場を借りて、感謝の意を表したいと存じます。

石原結實

二〇〇七年六月

「朝だけしょうが紅茶」ダイエット　もくじ

第3章 7日間で効果が出る！「しょうが紅茶ダイエット」

第4章 新陳代謝がもっとよくなる

本文イラスト／岡本典子
協力／メリーカナリーズ

第1章

なぜ、これまでのダイエットではやせないのか？

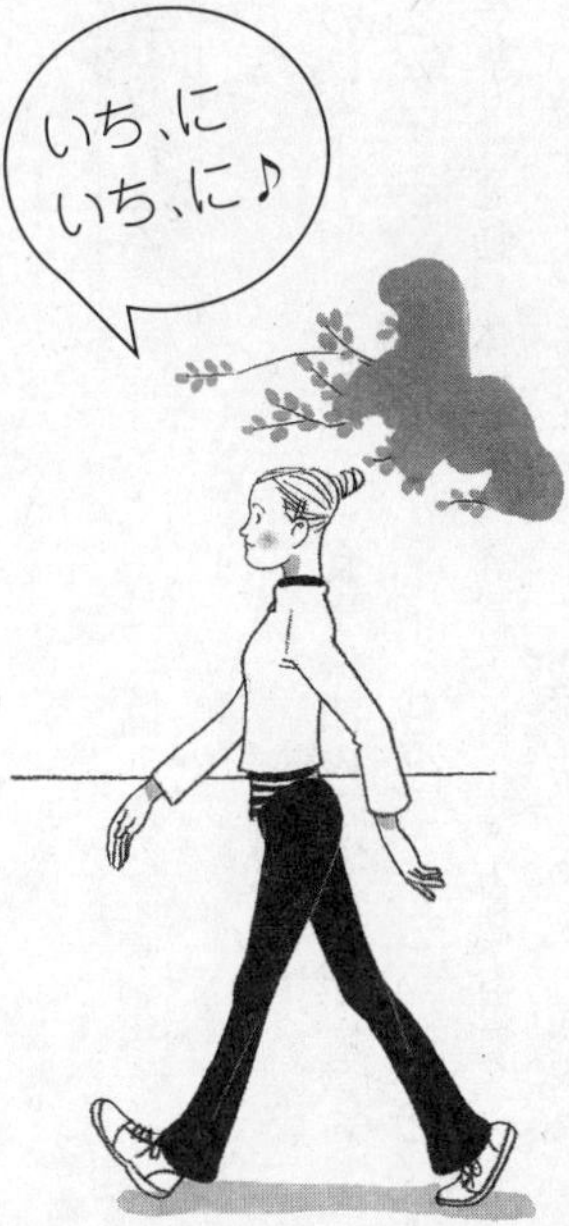

7 days diet !!

Sunday________

Monday________

Tuesday________

Wednesday________

Thursday________

Friday________

Saturday________

ブームになったダイエット法

ダイエット（diet）というのは食事という意味で、食事療法のことはdieteticsというのが正式の英語です。「ダイエット（食事療法）でやせる」ことを、「○○ダイエット」と言うのはまだしも、運動や体操などで減量を目指す方法も「ダンベルダイエット」などと言うのですから、ダイエット＝痩身《そうしん》法という「和製英語」ができあがってしまったのでしょう。

さて、現在「ダイエット」として知られているものを整理すると、

(1) 食事

①特定の低エネルギー食品ばかりで一定期間を過ごす

りんごダイエット、ヨーグルトダイエット、キャベツダイエット、オオバコダイエット、ベビーフードダイエット、粉ミルクダイエット、はと麦ダイエッ

ト、パイナップルダイエット、プロテインダイエット、月見草ダイエット、ゆで卵ダイエット、おからダイエット、コンニャクダイエット、おからコンニャクダイエット、グレープフルーツダイエット、ドイツパンダイエット、みかん寒天ダイエット、にんじん寒天ダイエット、豆ココアダイエット、きのこダイエット、にがり水ダイエット、発芽玄米ダイエット、サツマイモ断食&五穀米ダイエット、低インシュリンダイエット、キムチ納豆ダイエット

②肉を食べてはいけないなど、ある栄養素を制限

・「S氏式ダイエット」——ご飯主体で、タンパク質・脂肪を減らす

・炭水化物（ご飯、パン、芋など）を一切とらないダイエット

・砂糖減ダイエット

③中国茶やはと麦茶などの「減肥茶ダイエット」

④水断ちダイエット

(2) 運動によるダイエット

バレエダイエット、骨盤ぐるぐる体操、リズミックカンフー、ゆっくり体操、

骨盤ストレッチ、ゴロ寝ダイエット、呼吸ダイエット、カミカミダイエット、舌出しダイエット、アイソメトリックス、カラオケダイエット

(3) 刺激するダイエット

経絡リンパマッサージ、お風呂でマッサージ、自宅で入浴ダイエット、サウナ、減量ウエットスーツ、パラフィンパック、やせるガードル、部分やせ湿布、お腹マッサージ、ペットボトル刺激、足裏湿布ダイエット、エステティックダイエット（低周波パルス、イオン刺激、超音波などで、皮膚《ひふ》の上から刺激し、脂肪分解を目指す）

(4) やせ薬

①下剤　②利尿剤　③甲状腺剤

など、本当は薬事法違反になるのに、食品の中に混入させて、問題が発生した例——等々。

こうした種々のダイエット（痩身法）にもそれぞれ一理あるのでしょうが、ダイエットを実践する人の体質もそれぞれ違っているので、「あるダイエット」が効く人もいるし、全く効果のない人もいるわけです。

ただ、ここ二十～三十年の「ダイエットブーム」を振り返ってみると、「あるダイエット法」のブームが、長く続いているためしは一つもありません。

それは、「肥満の原因」を、「消費カロリーが摂取カロリーより少ない」という西洋医学的な見地からのみ解釈し、結局は消費カロリーを増やすか、摂取カロリーを減らすかの「ダイエット法」が提唱されているからでしょう。

しかし、「肥満」「減量」という命題に対して最も大切な点は「水」と「体熱」の理念なのです。この二点を説明しながら、以下、「長続きのする」「リバウンドしない」ダイエット法について述べていきます。

「水はノンカロリーなので、いくら飲んでもよい」は間違い

肥満の原因は、「消費カロリー」より「摂取カロリー」が多いため、と西洋医学ではいとも簡単に言い切り、ダイエットには、摂取カロリーをいかに少なくするかが重要視されています。

しかし、巷《ちまた》では、「水を飲んでも、お茶を飲んでも太る」という人がいて、このことは肥満が摂取カロリーや消費カロリーの多寡《たか》だけで解決できる問題ではない、ということを示唆しています。

よく、「体脂肪率が二〇％あるとか、三〇％もある」「体脂肪率が五％減った」等々、体の中に含まれる脂肪量が「肥満」の判断基準にされますが、実を言うと、体重の六〇％以上は水分なのですから、体重に一番影響を及ぼすのは、「水」ということになります。

よって、種々のダイエット本の中に「水はノンカロリーなのでいくら飲んでも

人体の栄養素の比率

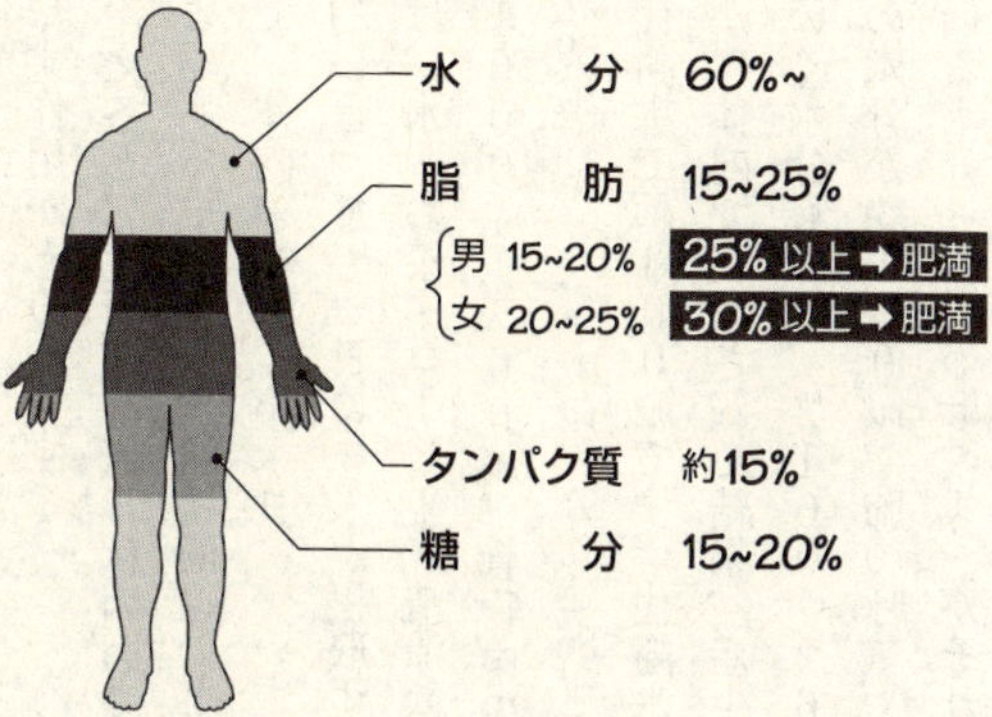

よい」とか「水は新陳代謝をよくするので、ダイエット中はいなるべく多くとりなさい」というような指導がされるのは、大いに疑問が残ります。

ビニール袋の中に水を入れて手で吊り下げると、下の方が膨らむのと同様、体内に余分な水分が多い人は、「下半身が太り」「大根足」になります。これこそが、西洋医学で言う洋ナシ型の肥満なのです。つまり、女性の肥満は、多かれ少なかれ、この「洋ナシ型肥満」＝「下半身太り」と言ってよいでしょう。つまり、「水太り」なのです。

しかも、「雨にぬれると体が冷える」

「入浴後、体についた水分をしっかりとふき取らないと冷える」ように、水には体を冷やす作用があるのです。

体が冷えると、代謝が落ち、体内の脂肪の燃焼は悪くなるのですから、「水が代謝をよくする」という理論は間違いということになるわけです。

ここで、体内の水分の出入りについて考えてみます。

平均的に言って、一日に一人が摂取する水分は2100〜2600mlです。その内訳は、水・お茶・コーヒー・清涼飲料水など、明らかに「水分」とわかるものから1000〜1500ml、食物中の水分（ご飯65ml、うどん76・5ml、生魚70ml、牛乳89ml、キャベツ92ml、りんご86mlなどいずれも100g中）で約800ml、それに代謝水で約300mlです。代謝水とは、タンパク質や脂肪、糖分といった栄養素が、体内で利用された結果、産生された水分です。

出ていく水分も当然、2100〜2600mlで、尿で1000〜1500ml、大便中の水分が約100ml、肺の呼気や皮膚から、目に見えない水分として蒸泄されている水分（不感蒸泄という）がそれぞれ約400mlと約600mlです。発汗すれば、その分、出ていく水分の量はさらに増えるわけです。

1日に出入りする体内の水分

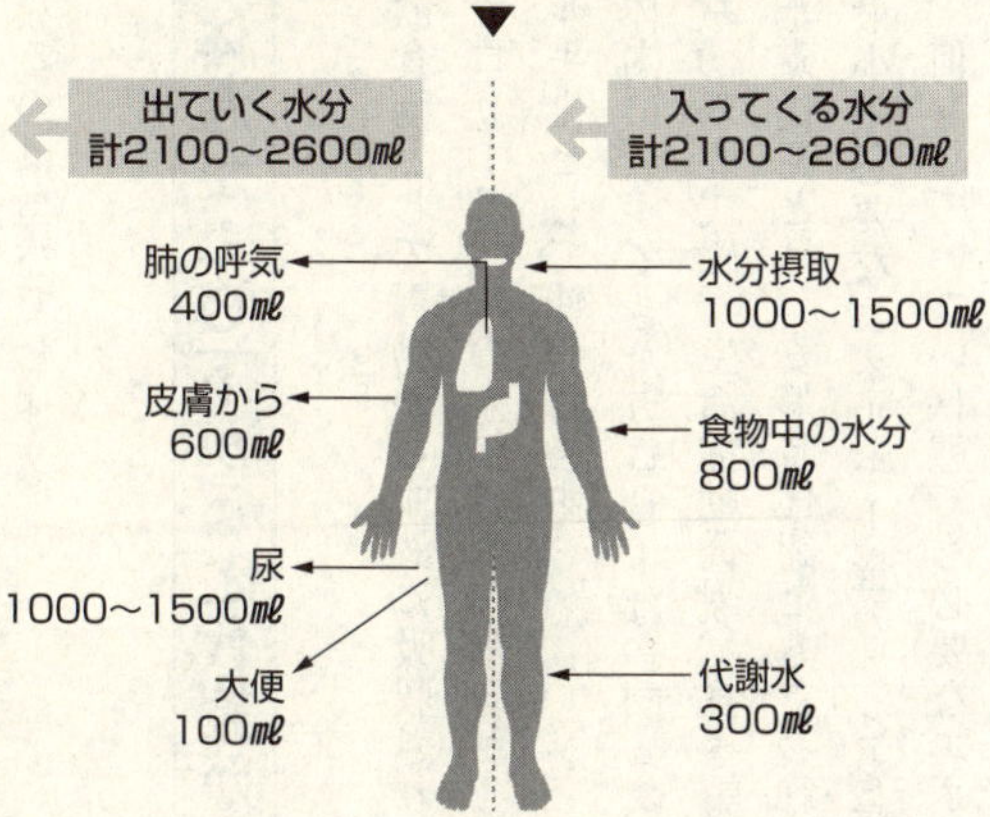

心臓病や腎臓病で、明らかに尿の排泄が悪くなった場合、「むくみ」として体に現れ、さらに悪化して心不全や腎不全になると、毎日500g～1kgも体重が増えていくことがありますが、それは水分が500～1000㎖（1ℓ）も体内にたまっていくことを表しています。よって、数日で10kgも体重が増えることもあります。

そうした病的状態でなくても、水分摂取が多い、または尿の量が少ないという人は、少しずつ体内に水分がたまり、「水太り」になるわけです。

尿の回数は一日七～八回で、一回の量が200㎖（コップ一杯強）くらいがふつうですから、尿の回数が三～四回と少なく、尿の量も少ない人が「水太り」になるのは当然でしょう。

体温が1℃下がると代謝が一二％落ちる

飲食物として胃腸から血液に吸収された糖分、脂肪、タンパク質などに含まれるカロリーは、体の六〇兆個の細胞が、それぞれ特有の働きを遂行するためのエネルギーとして使われます。

体内に入ってきたカロリーは、図（次ページ）のごとく、三つのエネルギー、即ち、基礎代謝、生活活動代謝、食事誘発性熱代謝として消費されます。

基礎代謝とは、安静時代謝とも言われ、呼吸や血液循環など、生きていくために最小限必要なエネルギー量のことを言います。つまり、目をあけて横になって、何もしていない状態でも必要なエネルギーのことです。

性別、体型、年齢、毎日の労働や運動の量によって違いますが、筋肉の量が多

代謝の内訳

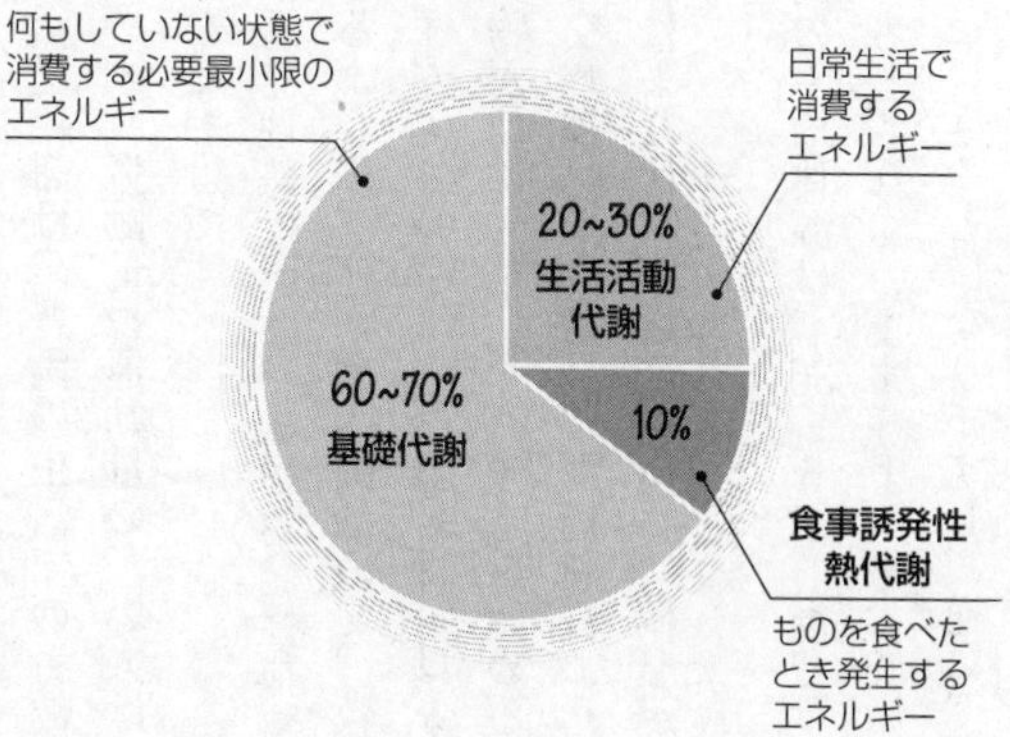

い人ほど基礎代謝は高くなります。

男性が女性より筋肉の量が多い（男性の場合は体重の約四五％が、女性の場合は約三六％が筋肉）分だけ、基礎代謝は、男性が女性より高い傾向にあります。また、基礎代謝は年齢とともに低下していきます。よって、そのことが女性が男性より肥満傾向にあること、年をとってくると、以前と同じものを同じ量食べ、同じように体を動かしていても、太ってくる理由なのです。

基礎代謝が高ければ高いほど、つまり、何もしない状態でのエネルギーの消費量が多いほど、同じものを食べてもやせやすく、太りにくい、ということになります。

生活活動代謝は、普段の生活での労働や運動などの活動で使われるエネルギーのことです。労働量や運動量の多い人は、このパーセンテージは四〇%にも五〇%にもなるわけです。

食事誘発性熱代謝は、食物誘発性体熱産生（DIT）とも言われます。誰しも経験するように、何か食べはじめて、数分もすると体が温まってきます。食べたものがすぐエネルギーになるわけではないのですから、不思議な現象です。これは、食物が口に入り、そしゃくを始めると舌の味覚細胞や鼻の嗅覚細胞が刺激されて、交感神経が興奮し、副腎髄質《ふくじんずいしつ》よりアドレナリンが分泌されて、心拍数が増すことにより代謝が活発になり、体温が上昇してくる働きによるものなのです。

人間の平均体温は、36・5℃前後ですが、体温が1℃下がると、代謝が約一二%落ちるとされています。よって、低体温の人は、同じものを食べても「一二%太る」ということになりますし、逆に、体温を1℃上げると、「一二%やせる」ということになるわけです。

よって「摂取カロリー（エネルギー）を計算して過剰にならないようにしているのに、すぐ太ってしまう人」「毎日、運動しているのに、体重が減らない人」が存在するのは、「体温の低下」が、その背景にある可能性が高い、と言ってよいでしょう。

単品ダイエット、カロリー制限はダメ

先に述べた「りんご、ヨーグルト、キャベツ、オオバコ、粉ミルク、はと麦、パイナップル、ゆで卵……」だけによる「単品ダイエット」は、タンパク質、種々のビタミン類、ミネラル類などの欠乏をきたしやすく、先進諸国では見られなくなっている栄養失調状態を招来することもあるので、おすすめできません。

たとえば、ビタミンB_1欠乏で多発性末梢神経障害（脚気＝両下肢の筋力低下・しびれ）を、B_2欠乏で口内炎や湿疹を、ミネラルの鉄欠乏で貧血を、カルシウム欠乏で不整脈や頻脈を、タンパク質欠乏で筋力低下、脱力を引き起こしたりするこ

とも往々にしてあるわけです。

つまり、こうした単品ダイエットは、栄養失調状態を人為的に作り出し、ガンや重篤な慢性病の末期の激やせ＝「るい瘦《そう》」に近い病的な状態に陥る危険性を孕《はら》んでいるのです。

また、単品ダイエットやカロリー制限ダイエットには、リバウンドがつきものです。

生命や健康を保つために、体が、摂取を制限されたカロリーやタンパク質、糖分、脂肪、ビタミン、ミネラルなどの栄養素を取り戻そうとして、ダイエット前よりさらに食欲が旺盛になり、それが体重増加につながっていくわけです。

第2章

体温を上げればやせられる

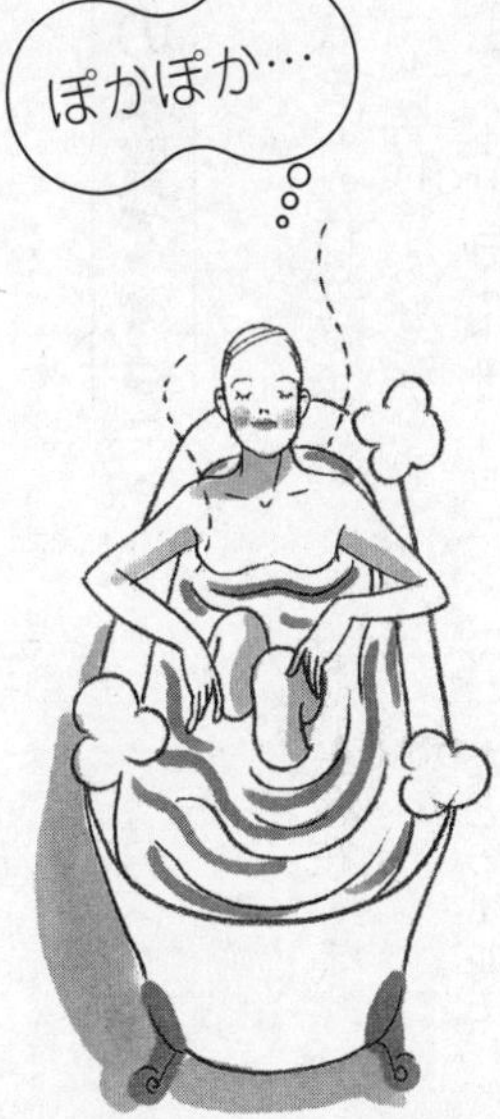

7 days diet !!

Sunday________

Monday________

Tuesday________

Wednesday_____

Thursday_______

Friday__________

Saturday_______

「水分過剰」こそが肥満の本質である

首の前面の、のど仏の左右に甲状《かぶと》をした内分泌（ホルモン）臓器が存在しますが、これはその外観から「甲状腺」と名付けられています。

甲状腺からは、サイロキシン（T_4）、トリヨードサイロニン（T_3）などのホルモンが分泌され、体内の新陳代謝を促し、産熱量を増加させる働きがあります。

甲状腺ホルモンの分泌が過剰になり、代謝が亢進すると、甲状腺機能亢進症（バセドウ病）になり、

①体温が上昇し、暑がりになり発汗が著しい
②頻脈や動悸
③イライラ、精神的不安、血圧上昇
④下痢傾向

⑤体や指のふるえ
⑥ひどくなると眼球の突出
⑦体重減少

などの症状が出現し、食べても食べてもお腹がすいてやせてきます。もし治療しないで放っておくと、Burn-out Syndrome（燃えつき症候群）に陥り、激やせ（るい痩《そう》）して死に至ります。

逆に、甲状腺ホルモンの分泌が減少して起こる病気＝甲状腺機能低下症（粘液水腫）は、

①体温が低下し、寒さに対して敏感になる
②精神活動が不活発（考えたくない、計算したくない等）になり、いつも眠い
③頑固な便秘
④声が低くなり、ゆっくり話す

⑤皮膚《ひふ》は蒼白で冷たく、浮腫《むくみ》状
⑥脈も呼吸も遅くなる
⑦あまり食べないのに、体重が増加する

などの症状を呈します。

バセドウ病と粘液水腫の症状を注意深く見ると、肥満症は、粘液水腫の病態と酷似していることがわかります。つまり、体温が低下し、代謝が悪くなるために、大便・小便などの排泄機能がおとろえる。つまり、体内に、水分をはじめ種々の老廃物や脂肪をため込んでいるのが粘液水腫であり、肥満ということに気付きます。

粘液水腫という病名の「水腫」＝「水によるむくみ」が示すとおり、「水分過剰」こそ肥満の本質であり、水分が過剰に体内に貯留する原因は、体温＝代謝の低下ということになるわけです。

先にも述べたように、36・5℃と言われる平熱より1℃体温が下がると、代謝は約一二％低下、逆に、平熱より１℃上昇すると代謝は約一二％促進されるわけですから、体温を上げると、ダイエットの効果がうんと高まるわけです。

体温を１℃上昇させれば簡単にやせられる

私どもの幼少時、つまり五十年前は、子供の体温は平均して約37・0℃、大人の体温は36・8℃くらいあったものです。

今でも、南山堂の『医学大辞典』には、日本人の大人の腋《わき》下の体温の平均は36・8＋－0・34℃と記してあります。医学の進歩とともに、細胞の遺伝子レベルの研究といったものばかりが新しい研究とされ、腋の下の体温を計るような「幼稚」な研究がここ数十年なされてこなかったからこそ、今でも、日本人の体温が36・8℃もあると記載されているのでしょう。

今、外来に訪れる患者さん達の体温を計ると高い人で36・2〜3℃、ほとんどの人が35・0℃台の低体温です。つまり、現代日本人は五十年前に比べて体温が約1℃低下しているのです。

体温が低くなった原因としては、

①筋肉労働や運動の不足——体温の四〇％以上は筋肉から産生されるが、マイカーや交通機関の普及・発達、電気掃除機・電気洗濯機など家電製品の普及で、筋肉を使う運動や労働量が激減した。

②塩分の極端な制限——現代のように暖房が発達していなかった時代に、東北の人々が、厳寒の冬を乗り切るために塩分を多く摂取していたのは、塩分は体を温める作用があるからだ。しかし、高血圧の原因として極端な「減塩運動」がここ五十年近くくり広げられてきたことも、日本人の低体温の一因。

③水分のとりすぎ——日本人の死因の二位（心筋梗塞）と三位（脳梗塞）が血栓症なので、血液をサラサラにするために、などと称して、「なるべく多くの水」をとるように指導がなされている。しかし雨にぬれると冷えるように、筋肉労働や運動を十分にしない人が水分をとりすぎると、体を冷やす要因となる。

④体を冷やす食べ物のとりすぎ（第4章で詳述）

⑤湯舟に入らずシャワーですます入浴習慣
⑥夏に、冷房の中での長時間の滞在

などがあげられます。


こうした体温の低下＝代謝の低下が、大小便（とくに小便）の排泄の低下＝水太りをきたし、また脂肪の燃焼の低下ももたらして、肥満の原因になっているわけです。

よって、体温を１℃上昇させて、昔の日本人の体温に戻せば、簡単にやせられる、ということになります。

マイカーや交通機関、家電製品が急速に普及・発達するようになった昭和三十五（一九六〇）年以前には、日本には、ダイエット本は一冊もなかった、と言われています。日本人には、肥満がほとんど存在していなかったのでしょう。

冷えると免疫力が低下する

体温が平熱の36・5℃より1℃低下すると、免疫力は三〇%以上低下し、逆に、平熱より1℃上昇すると免疫力は五～六倍になることがわかっています。

よって、体温が低くなると、肺炎や胆のう炎、肝炎などの感染症、潰瘍《かいよう》性大腸炎やクローン病、リウマチなどの自己免疫性疾患、喘息《ぜんそく》やアトピーなどのアレルギー性疾患、ガンなど、ありとあらゆる病気にかかりやすくなるわけです。

日本人の体温が低くなった原因として、前項で①～⑥をあげましたが、低体温＝冷えと水分の関係について、以下、述べてみます。

図（次ページ）は、漢方を独学していたとき、ふと思いついた関係なので、〝石原式「冷え」「水」「痛み」の三角関係図〟と勝手に命名させていただいているものです。

子供が寝冷えをすると下痢（水様便）をして、腹痛を起こすことがよくありま

石原式「冷え」「水」「痛み」の三角関係図

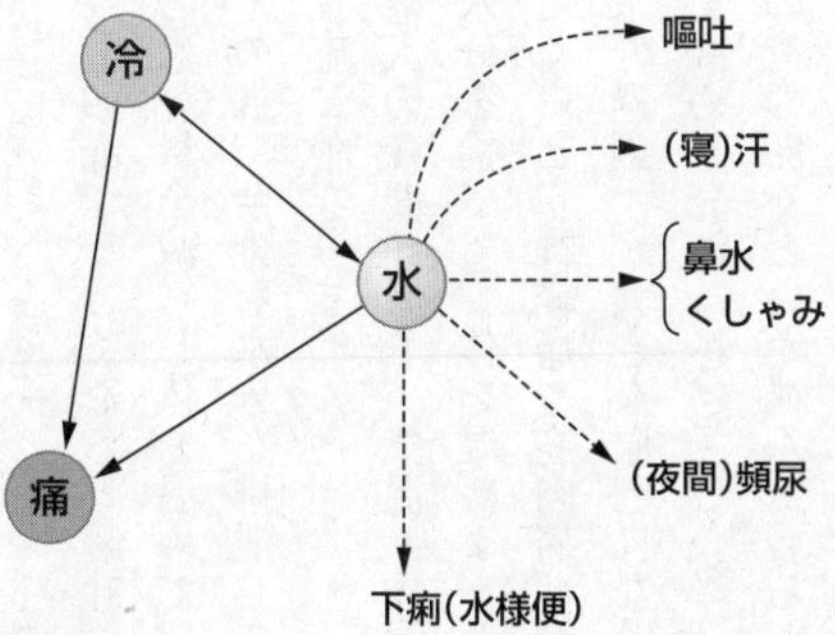

す（冷→水→痛）。

雨にぬれると、腰痛やひざの痛みがひどくなる人もいます（水→痛）し、冷房がきいたところにいると、頭痛がする人もいらっしゃいます（冷→痛）。また、誰しも、雨にぬれると体が冷える（水→冷）わけですから、「冷え」と「水」と「痛み」とは、互いに関連しあった現象です。

先に述べたように、人間、冷えると免疫力が低下し、種々の病気にかかりやすくなるわけですから、冷えた場合、「冷やす」一つの原因である余分な水分を体内から排泄して、体を温めようとするメカニズムが働きます。

つまり、

寝冷えをすると下痢（水様便）をする、とか、

風邪（冷え）を引くと鼻水・くしゃみが出る、というものです。

同じく、偏頭痛がひどくなると嘔吐《おうと》する人がいるのも、胃液という水分を捨てて、体内の水分量を減らし体を温めて、痛みをとるための反応です。大病すると寝汗をかくのも、余分な水分を排泄して体を温め、免疫力を上げて、病気を治そうとする反応に他なりません。

また、老人の夜間頻尿も、気温・体温が低くなる夜間、病気が起こらないように余分な水分を捨てて、体を温めようとする反応でしょう。

こう見てくると、神経痛や筋肉痛、腰痛やリウマチなど、すべての痛みは「冷え」と「水分過剰」が大きな原因になっているからこそ、入浴や温泉浴、サウナなどで体を温め、発汗（水分を捨てる）すると痛みが軽くなるわけです。

日本人の三〇％くらいが悩んでいるというアレルギー疾患も、

アレルギー性結膜炎……涙

アレルギー性鼻炎……くしゃみ、鼻水

喘息《ぜんそく》……水様痰の喀出

アトピー……湿疹

のごとく、水分が体外へ噴き出てくる病気なので「冷え」と「水分過剰」が原因です。

そのほか、帯状疱疹《たいじょうほうしん》は、「水疱」ですから「水分過剰」の病気ですし、「めまい、耳鳴り」を主訴とするメニエル症候群も、内耳のかたつむり管の中のリンパ液（平衡感覚を司《つかさど》っている）という水分過剰＝水毒が原因です。緑内障も、水晶体を洗っている眼房水《がんぼうすい》が多くなりすぎて起こる水毒症なので、眼の奥が痛む、外からの光がチラチラと散乱するなどの症状を呈するわけです。

低体温の人はむくみやすい

「むくみ」は、「水分」そのものなので、水太りの人は、下半身のむくみがひどくなるわけです。

明らかに「水太り」でなくても、女性の場合、下半身が冷えている人がほとんどです。

漢方では、「腹」のことを「お中《なか》」と言い体の中心と考えます。その中心の中心が臍《へそ》で、臍より上が上半身、下が下半身と考えてよいでしょう。

女性の「お中」を触診すると、ほとんどの人が臍より上は温かく、臍より下は冷たいことがわかります。

まるで、臍の高さに、横に線でも引いてあるかのごとくなのです。それは、下半身は心臓より遠いから、ということもあるでしょうし、やはり下半身に水分が多く、「むくんでいる」ということもあるでしょう。

下半身が冷えていると、そこに存在すべき熱、血、気が存在できなくなり、上方に向かって、昇っていきます。よって、心臓病でもないのに、何かつき上げられた感じがして、ドキドキしたり、肺も下からつき上げられて息苦しくなり、せきや吐気を伴ったり、顔は上気して、発赤し、発疹ができたりもします。また、その熱と血、気が脳まで上昇してくると、イライラ、不安、不眠などの症状が出てくるわけです。こうした症状はひっくるめて「昇症《しょうしょう》」と言われます。

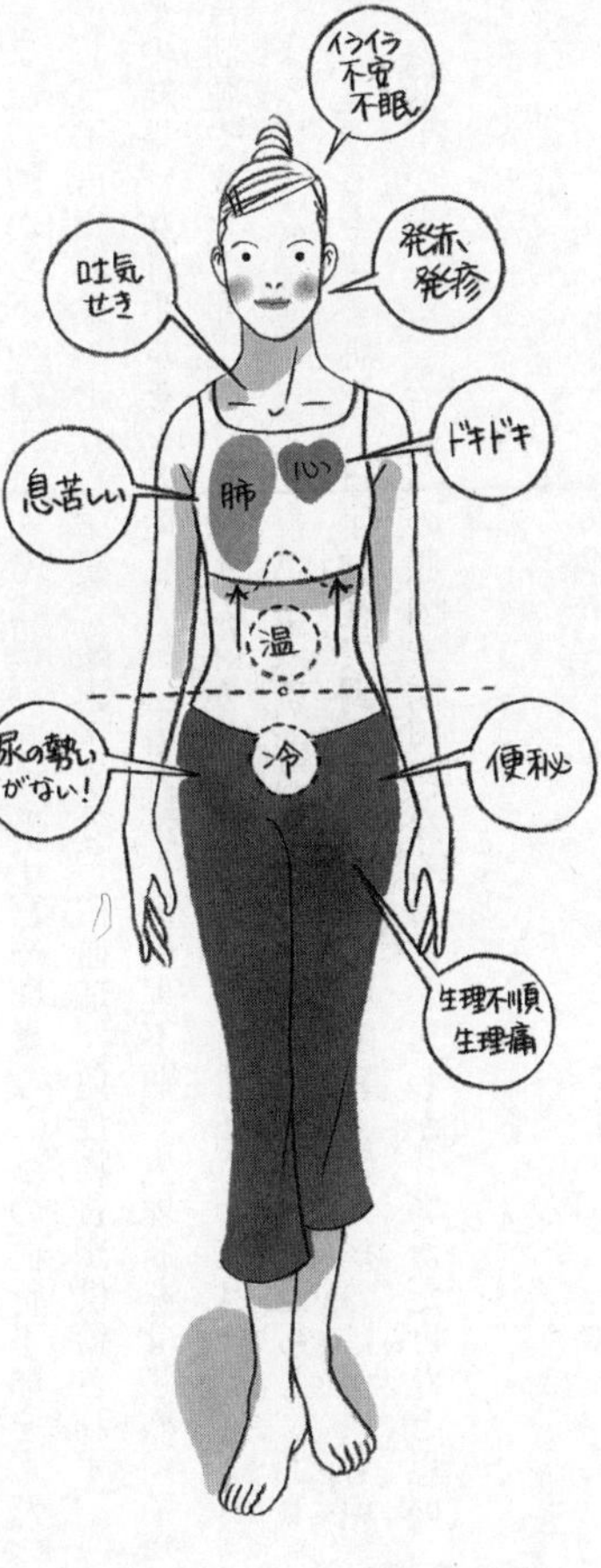
イライラ
不安
不眠
発赤
発疹
吐気
せき
ドキドキ
息苦しい
肺
心
温
冷
尿の勢い
がない！
便秘
生理不順
生理痛

症状が上に向かっているわけですから、下に向かう力は弱くなり、便秘、尿の勢いが弱い、生理の量が少なかったり、生理が順調に来ないというように、「降《こう》症《しょう》」が弱まるわけです。

また、臍から下の冷えは、そこに存在する子宮や卵巣などへの血行不順をもたらし、子宮や卵巣へ十分な栄養、酸素・水分、白血球、免疫物質が供給されず、その結果、女性ホルモンの産生・分泌も低下し、生理不順、生理痛をはじめ、子宮筋腫やガン、卵巣のう腫などの婦人病も誘発しやすくなるわけです。

よって、「低体温」（冷え）は、水分の貯留（水毒）や血行不順をもたらし、ありとあらゆる不定愁訴や、自律神経失調の症状、更年期障害、婦人病のほかにも免疫力低下からくる、「万病」の原因や誘因になることがおわかりいただけたと思います。

だから、体温を少しでも上げると、発汗、利尿が促されて水毒が改善し、血行がよくなって、こりや痛み、種々の不定愁訴、婦人病が改善し、あらゆる病気の予防や改善、治療の原動力になるわけです。

また、皮膚の血行がよくなると、血色がよくなり、シミやシワの予防や改善につながります。

さらに、うつ気分の解消にも効果的です。

「うつ病」の人が午前中気分や体調が悪く、午後から調子がよくなるのは、午前中は体温が低く、午後は体温が上昇するからです。うつ病の人でなくても、一般的に雨の日や寒い日に気分がすぐれないことからしても、体温を上げて余分な水分を追い出すことは、抑うつ気分を解消するのにも役立つことがわかります。

第3章

7日間で効果が出る!「しょうが紅茶ダイエット」

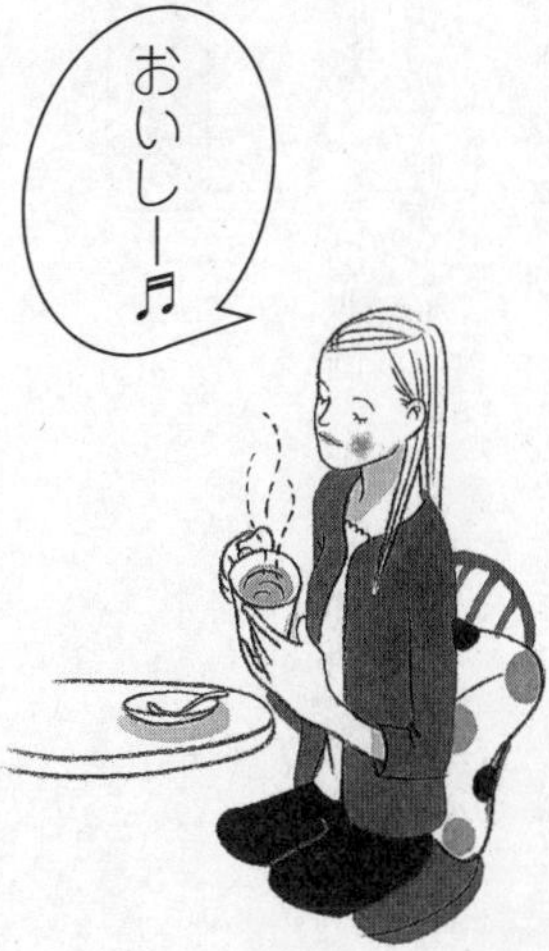

7 days diet !!

Sunday________

Monday________

Tuesday________

Wednesday______

Thursday______

Friday________

Saturday______

断食すると新陳代謝が活発になる

新陳代謝とは、「飲食物を胃腸より吸収して、六〇兆個の細胞で利用し、その結果できた老廃物や水分を、腎臓や肺から尿や呼気として排泄する過程」を言います。

代謝に一番影響するのは体温ですが、吸収・利用・排泄という一連の代謝過程において、代謝が悪くなるときに一番最初に現れてくるのが、排泄の低下です。つまり大便・尿の排泄が悪い、汗をかかない、という状態です。

また、人体の生理上の鉄則として「吸収は排泄を阻害する」というのがあります。つまり、たくさん食べれば食べるほど排泄が悪くなる、という意味です。食べれば食べるほど、その消化・吸収のために、血液は胃や小腸などの上部消化管に集まり、大腸や腎臓、汗腺などへ供給される血液は相対的に少なくなります。

そのために、そうした排泄器官の働きが低下し、大便・尿・汗の排泄が少なくなる、悪くなる、というものです。「逆もまた真なり」で、「食べないか、食べるのを少なくすると、大便・尿の排泄がよくなる」のです。

数日ないし一週間の断食をすると、吐く息が臭くなる、目やにが多くなる、尿の色が濃くなる、汚い痰がドロドロ出てくる、発疹や帯下《たいげ》（おりもの）が出てくることがある……等々、排泄のオンパレード現象を経験します。しかし、断食までしなくても、我々は、誰しも、朝の起床時は、「吐く息が臭い、鼻汁や目やにが多い、尿の色が濃い……」等々の旺盛な排泄現象を経験します。それは、前日の夕食後、とくに寝ている間は、「断食」しているので、排泄が盛んになっているからです。

ということは、朝は、体内や血液内の老廃物を排泄して、血液をキレイにし、病気を防ぎ、減量が期待できる時間帯と言えるわけです。

ただでさえ、我々現代文明人は、その筋肉労働量や運動量に比べて、摂取カロリーが多く、「腹十二分」の状態だからこそ、高脂血症、高血糖（糖尿病）、高尿酸血症（痛風）、高体重（肥満）等々、「高」のつく生活習慣病に悩まされているわけです。

「腹八分に病《やまい》なし、腹十二分に医者足らず」からすると現代の腹十二分から四分、つまり、1／3食を抜くと、(腹十二分)－(腹四分)＝腹八分になり、病気や肥満も予防・改善できる、ということになります。

よって、肥満をはじめ、こうした「高」のつく生活習慣病に悩んでいる人は、「朝食」を抜き、二食にするとよいでしょう。

朝食は英語で breakfast です。これは fast(断食)を break(やめる)食事という意味です。数日ないし一週間の断食をした後は、重湯、お粥《かゆ》、普通食と三～四日で徐々に、普通食に戻していきます。急に食べると、胃腸に負担がかかり、腹痛、下痢、嘔気、腸閉塞、等々の症状が起こってくるからです。ことほど左様に、朝食は、断食後の重湯のごとく胃や小腸に負担をかけず、ごく軽くすませる方が健康にもよいし、血液や体内の汚れの排泄現象も保てるわけです。

人間の六〇兆個の細胞は、糖分だけをエネルギー源にして活動しています。よって、糖分を中心に水分と多少のビタミン類やミネラル類を補ってあげるだけで「朝食」は、事足りるわけです。昔のように、日の入りとともに就寝して十時間近くたっぷり睡眠をとり、日の出とともに起床して、「朝飯前」の肉体労働をしてからとる朝食は意味があったでしょう。しかし、現代人、とくにサラリーマンやOLの方々や自営業の人達は、遅くまで仕事をして、その後、飲み食いをし、五〜六時間の睡眠しかとれずに起床して、また仕事に向かうのですから、朝は、まだ胃袋に食物が残っていることも多く、食欲がない人も多いものです。

しかも、高体重（肥満）をはじめ、「高」のつく生活習慣病で悩んでいる人が多いのですから、

朝食を食べたくない人（空腹感のない人）は、

①食べない

②お茶、紅茶、コーヒーなど水分のみ

③お茶と梅干し

程度で十分でしょう。

ただし、朝から食べたい人（空腹感のある人）や、減量や「高」のつく「生活習慣病」の改善を目指す人におすすめなのが「しょうが紅茶」なのです。

しょうが紅茶で体質改善も

《症例↓四十歳・男性・コック》

武一君は、私が経営する伊豆の保養所の料理長です。高校時代は、某有名高の野球部でピッチャーをやっていたというスポーツマン。

ただし、社会人になってからは、運動不足でブクブク太り出し、四十歳になった平成十二年には78・0kgに。

いかにも「色白・水太り」というタイプでした。

職業柄でもあるのですが、よく

「肩や胸や腕が痛い、痛い……」

と言っているので、

「しょうが紅茶ダイエットの研究をしているので、実験台になってくれ」と申し出、さっそく、一日三杯、しょうが紅茶を飲んでもらうことにしました。

しょうが紅茶を飲むとすぐに顔から汗が噴き出し、まるで入浴でもしたようです。本人曰く「頭皮からも汗が出ています」とのこと。

しょうが紅茶を飲み始めてから、一日目、二日目が0・5kg減って77・5kg、三日目、四日目がスタート時から1kg減って77・0kg。

五日目、六日目、七日目が76・5kg、八日目、九日目が76・0kg、十日目から十三日目までが75・5kg、十四日目、十五日目が75・0kg、と徐々に体重が減り始めました。

そして、十七日目には5kg減の73・0kgになり、三週間後には72・5kgまで体重が減ったのです。

さらに十日目以降は、それまで、夜間就寝時に起きて行っていたトイレ（夜間頻尿）にも行かなくなり、逆に、昼間のトイレの回数が増えたとのことです。また、肩の痛みも少しずつおさまっていったそうです。

夜間頻尿は、心臓の機能が低下するほど、頻繁に起こりますが（老人の前立腺肥大は別として）、夜間頻尿がなくなったということは、しょうが紅茶の強心効果の一つと考えられます。

武一君の例のごとく、しょうが紅茶を一日三杯以上飲むと、発汗、利尿が旺盛になり、一～二日で500g～1kg、以後、徐々に減って、減量に成功できる人がほとんどです。

最初の一～二日での急激な減量は、もちろん、「水太り」の改善がもたらしたものですが、その後は、徐々に体温が上昇し、脂肪や老廃物の燃焼・排泄が促され、少しずつ減量していくものです。武一君は、しょうが紅茶ダイエット中は、食事の量を減らしたり、運動の量を増やしたりしたというわけでなく、それまでと同じ生活をしていました。

よって、朝をしょうが紅茶一～二杯、昼はそば、夕食は何でも可という「石原式基本食」を実行し、さらに、ウォーキングやスクワット運動（一一四～一一七ページ参照）、アイソメトリック運動（一一八～一二四ページ参照）を取り入れ、入浴も三-三-三入浴法や塩風呂・しょうが風呂（一四四～一四六ページ参照）などを励行すると、かなりな効果も期待できるのです。

なお、このダイエットを実行するにあたり、大切なことは、やってみて「体調がよい」と思うなら続けることです。まれに、フラフラする、動悸がする、気が遠くなる感じがあるなどの低血糖症状を起こす人がいますが、そのときは黒砂糖やチョコレートを適量とると、よくなります。しかし、それでも同じ症状が続くならダイエットをやめていつもと同じ食事をとるようにして下さい。

　また、ときに、胃がしみる、むかつくなどの症状を訴える人もいます。もともとしょうがは、漢方の胃の薬である安中散《あんちゅうさん》や半夏瀉心湯《はんげしゃしんとう》の成分になっているくらいなので、胃を悪くすることはないのですが、しょうがの刺激作用や紅茶のカフェインのせいで、そうした症状が起こる人がまれにいます。その折は、しょうがの量を少なくするか、紅茶はやめて、お湯にすりおろししょうがと黒砂糖を入れて（それぞれ適量で、一番旨いと感じる量でよい）作るしょうが湯にするなど、工夫してみて下さい。

「しょうが紅茶ダイエット」を七日間続けて、体調がよければ、七日にとどまらず、半永久的に続けても、体に害になるどころか、ダイエット効果、美肌効果の他、種々の効能の恩恵にあずかれることが多いものです。

　しょうが紅茶（ダイエット）を実行された人々から、よく、感謝のお手紙をいただきますが、それらは「頑固な便秘が治った」「尿の出がよくなり、むくみがとれた」「生理不順や生理痛がよくなった」「喘息が軽くなった」「肝機能が改善した」「血圧が下がった」「関節や筋肉の痛みが軽くなった」等々です。

ダイエットのみならず、体質改善のためにも、ぜひしょうが紅茶を愛飲してみて下さい。

なぜ紅茶としょうがなのか

一〇四ページの表でも示しているように、青・白・緑や南方産の食物は体を冷やします。緑茶は、ビタミンCをはじめとするE、B類、β-カロチンなどの種々のビタミン、亜鉛、ナトリウム、カリウム、セレニウム、フッ素などのミネラルを含み、利尿・強心作用や、脂肪の吸収抑制をするカフェイン、活性酸素を除去して、種々の病気の予防や改善に役立つカテキンを含む優れた飲みものです。しかし、「玉にキズ」なのが、体を冷やす陰性食品という点です。体温が1℃

低下すると、代謝が約一二％低下し、太りやすくなります。その緑茶の体を冷やす欠点を補ったのが熱を加えて発酵させて作る紅茶です。英語ではblack teaと言いますが、赤・黒・橙《だいだい》などの外観をした食物は体を温めます。だからこそ、イギリスをはじめとするヨーロッパは寒いからこそ、ヨーロッパ人は緑茶ではなく紅茶を飲む習慣が定着したわけです。

紅茶は、ビタミンCなどのビタミン含有量は緑茶より少ないもののカフェインやカテキン類は存分に含まれているので、利尿効果や抗酸化効果は十二分にあります。この紅茶に、体を温め利尿作用を有するジンゲロンやジンゲロールを含んだしょうが、それと同じく、外観が黒く、体を温める作用のある黒砂糖を入れたしょうが紅茶を毎日飲用すると、体温が上がり、排尿もよくなり、ダイエット効果のみならず、健康度もアップします。

とくに、紅茶の赤い色素のテアフラビンは、インフルエンザウイルスを殺す作用があることがわかっていますし、しょうがのジンゲロンやジンゲロール、ショーガオールなどの辛味成分には、殺菌作用もあるので、しょうが紅茶はインフルエンザや風邪のほかにも気管支炎や扁桃腺炎などの細菌感染症の予防や改善に役立つと言ってもよいでしょう。インフルエンザ唯一の薬のタミフルが社会問題化している昨今、しょうがが紅茶の価値は、ますます高まっていると思われます。

しょうがの驚くべき力

しょうがの皮のすぐ下の細い管には、芳香性の油性の液体が含まれています。これは「精油」と呼ばれ、動物で言えば血液にあたり、植物の活力・精力の原動力となるものです。精油の芳香成分は昆虫から身を守ったり、小動物を寄せつけないようにする香りを放つ物質で「ジンギベロール」「ジンギベレン」「シトラール類（生のしょうがに含まれるレモンの香りの成分）」「クルクミン」「ピネン」など四〇〇種類以上が存在します。

また、辛味成分として有名なのが「ジンゲロン」「ジンゲロール」「ショーガオール」「カプサイシン」です。

中国の明時代に書かれた薬学書の『本草綱目《ほんぞうこうもく》』には「しょうがは、百邪（さまざまな病気）を防御する」とありますし、漢方の教科書とも言うべき二千三百年前に書かれた『傷寒論《しょうかんろん》』にも「しょうがは体内のすべての臓器を刺激して活性化させ、体を温める。代謝を促進して、体内の余分な体液（水毒）を取り除き、駆風（ガスを排出）し、消化を助ける。心窩《しんか》部（みぞおちの部分）の膨満を防ぐのに役立つ」とあります。

薬学や薬理学で、今、しょうがの研究がどんどん進んでいますが、それによると、しょうがには、

①体を温める作用
②免疫力を高める作用
③発汗作用
④鎮咳（咳をとめる）・去痰作用
⑤解熱作用
⑥鎮痛・消炎作用
⑦血液凝固の抑制（抗血栓）作用

⑧強心作用
⑨消化促進作用
⑩抗潰瘍作用
⑪鎮吐（吐き気をとる）作用
⑫抗菌・抗ウイルス作用
⑬「めまい」をとる作用
⑭血中コレステロールの低下作用
⑮生殖機能の改善
⑯脳の血流をよくすることによるうつを改善する作用
⑰解毒促進、体内浄化作用

等々の作用があることが明らかにされています。

まさに、「驚くべきしょうが力」というところですが、その中でもしょうがの特異な作用は、「副腎髄質を刺激して、アドレナリンの分泌を促し、血液循環をよくして体を温める」作用であり、その結果、『傷寒論』で指摘されているように、

「体内のすべての臓器を刺激して活性化させ、体を温め、代謝をよくして、体内の水毒をとる」効果を発揮し、体を若返らせ、体内の脂肪や水分の燃焼・排泄を促して減量を促進し、さらには、種々の病気の予防や改善に役立つ、ということでしょう。

しょうが紅茶は「朝プラス入浴前」に飲むとさらに効果的

朝食をしょうが紅茶一〜二杯にするだけでも十分効果がありますが、より早くやせたいという方は、朝以外にも一〜三回飲用されるとよいでしょう。もちろん、しょうが紅茶を飲むことにより、尿や汗の出もよくなる、それに何より「おいしい」「体調がよい」と感じるなら、それ以上飲んでも構いません。

朝の起床時と、夜の入浴前には、必ず飲むようにされるとダイエット効果が高まります。

朝は誰しも、「何となくボーッとしている」「だるい」「やる気がしない」などという症状があるものですが、これは脳や筋肉をはじめとする体のあらゆる臓器や器官が十分に覚醒していないこと、それに、朝は体温が低いこと、が原因です。よって体のあらゆる臓器や器官の働きをよくし、体温を上げてやるためには、しょうが紅茶は、格好の飲みものです。その結果、排尿、排便、発汗がよくなり、体内に滞りがちな水分や老廃物が排泄・解毒され、ダイエット効果はもちろん、健康効果も促進されるわけです。

また、入浴により体温が高くなり、代謝がよくなって、水分や老廃物の排泄や脂肪の燃焼作用が促されますが、入浴前にしょうが紅茶を飲んで代謝を上げておくと、入浴によるそうした効果が倍増するわけです。

朝の起床時と夜の入浴前の二回は必ずしょうが紅茶を飲むことを習慣づければ、あとはいつ飲んでも構いません。

しょうが紅茶の中に、少々多めに黒砂糖やハチミツの糖分を入れて、昼食や夕食の前に飲用すると、血糖値が上がり、空腹感が満たされますので、食事の量が減り、さらにダイエット効果が高まります。空腹感や満腹感は、お腹＝胃腸の中が「空」とか「満ちている」から起こるのではなく、血糖値が下がると脳の空腹中枢が、血糖値が上がると脳の満腹中枢が、「空腹」や「満腹」を感じて起こるのですから。

紅茶はティーバッグでもOK

紅茶は、茶葉をポットに入れてお湯を注いで作る本格的な飲み方でなく、ティーバッグをティーカップに入れてお湯を注いで作る簡単なものでOKです。

しょうが紅茶を半永久的に飲んで、ダイエット効果を持続させるためには、すりおろししょうが（そのまま入れても指でしぼって汁だけ入れても可）や黒砂糖の量は、「自分が一番旨い」と感じる量にして下さい。

もちろん、紅茶の茶葉の種類も問いませんし、これも、自分が一番、旨いものを選ばれるとよいでしょう。

そうすると、しょうが紅茶を飽きることなく、半永久的に飲みつづけることができるでしょう。

職場や外出先でも続けるコツ

家ではしょうが紅茶を飲めるけど、勤め先や、外回りの仕事で外出しているときは無理、という人は、「チューブ入りのしょうが」をもち歩いて、会社で作る紅茶や喫茶店で注文する紅茶の中に、チューブからの「おろししょうが」を加えるとよいでしょう。このとき、黒砂糖がなければ白砂糖でも構いません。角砂糖があれば、白砂糖よりはよいでしょう。角砂糖のように固いものは、陽性の性質、つまり体を温める性質をもっているからです。

また、家で作った黒砂糖入りのしょうが紅茶を、一～二合入りの保温のきくポットに入れてもち歩き、会社や外出先で、適量、飲用されるのもよいでしょう。

◆7日間で2kg減！ 花粉症も治った

【体験談↓Iさん・三十六歳・女性・保険外交員】

仕事をしている時間のほとんどが外回りという職業柄、二十六歳にして花粉症になってからは、春は本当につらい季節でした。くしゃみ、鼻水、目のかゆみが止まらないのはもちろん、肌のコンディションも最低。顔全体がチクチクと痛痒《いたがゆ》く、三十歳を超えてからは赤い発疹が顔全体に広がり、お化粧もできないような状態でした。

体もだるくなってしまうし、春が近づくたびにストレスがたまるせいか、それとも年齢のせいなのか、下腹部のあたりがぽっこり出てきたのも気になっていました。こんな状態では仕事が続けられないと、春になる前に石原先生のクリニックを訪ねたのが二年前のことでした。

診察の際、先生が私のみぞおちのあたりを軽く手で叩くと、ポチャポチャ、という音が聞こえました。先生はこれを「振水音」と言われました。胃の中に余分な水分がたまっている、とのことで、これを「水毒」と言うそうです。こうした余分な水分は、副鼻腔や涙嚢《るいのう》にもたまるので、それで花粉症の症状が出てしまうとのことでした。

「あなたは水太り体質のようです。たぶん、水分をたくさんとるのに、あまりトイレに行かないのではないですか？」

と聞かれ、まったくその通りだったのでびっくり。外を歩き回る仕事柄、とくに花粉症の季節から夏にかけては、しょっちゅう自動販売機でコーヒーや甘い飲みものを買っては飲むわりには、トイレに行く機会がありませんでした。それで体に水分がどんどんたまってしまっていたのです。

水分を体にためておかないことが体質改善のカギでした。水分はのどが欲するままにとらずに控えめに、とるときはしょうが紅茶を飲み、朝はしょうが紅茶かにんじん・りんごのジュース、昼はそば類、夜は野菜中心のシンプルな和食にするといい、とすすめられました。

歩き回るとお腹がすくので大丈夫かな、と心配でしたが、たった一週間で2kgも減って、明らかにスカートがゆるくなったと実感してからは、やる気も出てきて、多少の空腹感は気にならなくなりました。それにお昼はそば類というのも、そば屋さんは比較的どこにでもあるので、外回りで外出していても食べやすいので気軽に実行できました。

一カ月がすぎるころには、少食にもすっかり慣れていて、気がつけば下腹部のぽっこりは、きれいさっぱりなくなってしまいました。

肝心の花粉症はといえば、その年、明らかに症状はよくなっていました。春はティッシュを手放せない状態だったのに、ちょっと鼻と目がむずむずするかな、という程度。もちろん、肌荒れもなくなりました。それどころか、ツヤツヤ、もっちりとしてきて、逆にお化粧しなくてもいいかな、という肌触りでした。今年の春はどうだったかといえば、自分が昨年まで花粉症だったことも忘れてしまうくらいです。

ストレスから解放されて仕事もやる気が戻ってきたし、先生には感謝の言葉もありません。

◆7日間で1kg減！ リバウンドもなし

【体験談↓Kさん・三十九歳・女性・フリーター】

私は、ストレスからくる食べ過ぎに悩んでいました。ここ一年で5kgも太ったのです。なんとかしなければと、ダイエットを始めましたが続きません。

いちばんつらかったのは、おかゆダイエット。三食おかゆだけで五日間。お腹がすいて死にそうでした。その直後はやせましたが、すぐにリバウンド。つらいので、再び行う気にはなりませんでした。

石原先生の「しょうが紅茶ダイエット」なら朝食をしょうが紅茶にするだけなので、できそうな気がして始めました。始めると一週間で1kg、一カ月で2kgやせました。つらくないし、リバウンドもなし。今も続けています。

にんじん・りんごジュース

もう一つの方法として、にんじん・りんごジュースがあります。しょうが紅茶にしたくない人は、朝食をこちらにしてもよいでしょう。

●にんじん・りんごジュース一〜二杯を飲む

市販の缶ジュースでもよいが、

にんじん二本（約400g）→約240cc
りんご一個（約250g）→約200cc
｝440cc（コップ二・五杯）

※搾《しぼ》るときはジューサーを使う（ミキサーではない！）

で作る新鮮な生ジュースを飲むと、排尿・排便を促し、体温上昇効果も得られます。さらに豊富に含まれるビタミン類、ミネラル類、β-カロチン、ポリフェノールなどのファイトケミカル（植物性化学物質）による種々の病気の予防・治療効果も期待できます。

また、

●しょうが紅茶一〜二杯、にんじん・りんごジュース一〜二杯を組み合わせて飲む

という方法もよいでしょう。

前述したように「空腹感」や「満腹感」は、腹が「空」とか「満」にされている、ということで生ずる感覚ではなく、血糖値が下がったときに、脳の空腹中枢が空腹感を、血糖値が上がったときに、脳の満腹中枢が満腹感を感じるのですから、黒砂糖やハチミツ、にんじんやりんごの果糖やブドウ糖で血糖値が上がれば、空腹感は全く感じずにすむわけです。しかも、ジュースや紅茶にするとパンやご飯といった固形物と違い、胃腸には負担をかけないのですから、排尿や排便、呼気、汗腺などからの排泄現象を保ち続けることができ、血液や体内の浄化を妨げなくてすむのです。

◆楽々六カ月で体重55kgから45kgに

【体験談↓Kさん・三十九歳・女性・会社員】

二十歳の時、体重は45kgのスリムな体型でした。それから毎年きっちり500gずつ体重が増えていったのですが、大雑把《おおざっぱ》な性格なので気にも留めずにおりました。

ところが、55kgになった時点でお腹のあたりがだぶつく、階段を上るとすぐに息切れがするという状態になり、我ながら情けなくなったのです。

そこで、食事を一食抜いてみたりしたのですが、空腹がつらいばかりで、体重はちっとも減らず、早くも諦めかけていました。

そんな折、会社の先輩から石原先生のダイエット法を薦められました。にんじん・りんごジュースの話を聞いたときに〝飲んでみよう〟ではなく不思議に〝飲みたい〟と思いました。早速、実際に作って飲んでみると、想像以上に美味しいのです。はずかしながら、にんじんがこんなにも甘いものなのかと初めて知りました。

並行して、石原先生の著書から食べ過ぎないことの重要性を学び、心底納得したものですから、ダイエットを始める時点で今回は〝やせる〟と確信していました。

朝はにんじん・りんごジュースを飲み、日中、会社のデスクには常にしょうが紅茶を置いておき、ちびちび飲みました。昼食も150キロカロリーぐらいの食事（おにぎり一個分）と、かなりおさえ気味にしましたが、ハチミチ入りしょうが紅茶の糖分のせいで、空腹も感じませんでした。多少空腹を感じたのは、最初の一週間だけでした。夜は食べたいものを腹八分と心がけました。お酒や甘いものを断つ必要はなかったので、ストレスを感じたことはありませんでした。

変化があらわれたのは、始めてから一週間後でした。体重は1kgも減っていないのに、体が大変軽いのです。階段を上っても息があがりません。それから何故か気力が充実しているのです。朝から頭が冴えているのも感じました。本当に驚きました。

始めてから一カ月目で体重は2・5kg減(52・5kg)、二カ月目でさらに2・5kg減(50kg)となり、たった六十日で夢の40kg台にかえり咲いたのです。その後は減り方がゆるやかになりましたが、六カ月で10kg減りました。その間、リバウンドというものはありませんでした。

その後は昼食もカロリーの多い食事に戻しましたが、〝空腹の快感〟を知った現在では、無知であったときのように、揚げものばかり詰まっている弁当等は食べたいと思わなくなりました。ときには、食べたくないときは昼食も抜くこともあります。それがよいのだと解ったのです。

石原先生、お会いしたことはありませんが、誠に感謝しております。

朝食をしょうが紅茶か、にんじん・りんごジュースにすると、昼食、夕食は、基本的には何でもよいのですが、昼食は、前日の夕食からの「断食」の一食目＝補食にあたるので、そば（ザル、ワカメ、トロロなど）がベストです。

そばは、八種類の必須アミノ酸を含む優秀なタンパク質、動脈硬化を防ぐ植物性脂肪、エネルギー源の糖分、それに、ほとんどのビタミン類、ミネラル類を含み、とくにバナジウム（ミネラルの一種）は、脂肪燃焼＝減量効果や血糖値を下げる効果があることがわかっています。

漢方的に言っても、固くて色が濃く、しかも北方産の「そば」は、体を温め、体を引きしめる陽性食品であるわけです。

「そば」に、血行をよくして、体を温め、代謝を促す、ネギや七味唐辛子をしっかりかけて食べると、体温上昇＝代謝促進効果は倍増します。

そばに飽きてきたり、そばが嫌いな人は、具沢山のうどんやピザ、パスタなどでも構いません。ピザは体を温める陽性食品のチーズがトッピングされているし、パスタも固い麵でできているので、体温上昇効果、体を引きしめる効果が十分にあります。

うどんには、ネギや七味唐辛子を、ピザやパスタにはタバスコ（唐辛子から作られ、カプサイシンが含まれる）をふりかけて食べるとよいでしょう。

朝食、昼食を今述べたようなやり方にすると、夕食は、アルコールを含め、何を、どれだけ食べても構わない、というのが「石原式基本食」です。ただ人間の歯の形からして、三二本のうち二〇本（六二・五％）が臼歯（穀物などを食べる歯）、八本（二五％）が門歯（野菜、果物、海藻などを食べる歯）、四本（一二・五％）が犬歯（肉・卵・魚などを食べる歯）からして、和食中心の食事がベターですが、朝・昼は、ほとんど炭水化物（穀物）や野菜・果物ばかりとっているのですから、夕食には肉や魚や卵が多くなっても構わないでしょう。

我々人間は、単細胞生物から一回も途切れることなく連綿と続いてきた三十億年の生命の頂点にあり、三十億年間、地球で経験したことを、全部遺伝子が記憶しており、そうした情報をもとに生命を守るために、好き、嫌いをはじめ種々の反応を発します。それこそが本能であり、さけが海から生まれ故郷の川に何千km

の旅をして戻ってくるのも、渡り鳥が何千kmも信号のないところを飛んでいくのも、すべて本能のなせる業《わざ》です。つまり、簡単に言えば、今、自分の本能で食べたいもの、旨いと感じるものが、体、健康によい食べ物と言えるわけです。よって夕食は、食べたいもの、好きなものを食べてよいのです。ただし、減量を目指すには一〇四ページの表のごとく、赤・黒・橙の陽性食品を中心にとることが肝要です。

【石原式基本食・1日の食事見本】

朝食

①食べない、または
②お茶、紅茶、コーヒーなど水分のみ、または
③お茶と梅干し、または
④しょうが紅茶1～2杯、または
⑤にんじん・りんごジュース1～2杯にしょうが紅茶1～2杯

昼食

①そば（ザル、ワカメ、トロロ）に七味唐辛子、ネギをたっぷりふりかける、または
②具沢山のうどんに七味唐辛子、ネギをたっぷりふりかける、または
③ピザまたはパスタにタバスコをふりかける、または
④普通食を腹八分以下に

夕食

アルコールを含めて何でも可

途中、空腹を感じたら、チョコレート、黒砂糖、黒アメ、黒砂糖入りのしょうが紅茶、等々で糖分を補給すると1分以内に血糖値が上昇して、空腹感がなくなる。

コラム

(1)しょうが紅茶の効能

「朝食はしょうが紅茶一～二杯、昼食はそば、夕食は好きなものを何でも」という「石原式基本食」（＝「朝だけしょうが紅茶」ダイエット）を実行された、某有名企業の社長さんが、六カ月で体重25kgの減量、ウエストも22cmも減り、高脂血症、高血圧も改善した、という記事が実名とビフォー&アフターの写真入りで、某夕刊紙に掲載されたことがあります。この社長さんの場合、100kg以上の巨漢だったため、これほどの減量効果を得られたのでしょうが、しょうが紅茶ダイエットで10kg前後の減量に成功された人は、たくさんいらっしゃいます。

しょうが紅茶がそれほどの減量効果を発揮する理由は、体を温めて代謝を上げ、その上、強力な利尿効果により水太りが改善できる、という点にあります。

▼しょうがの力

①副腎を刺激してアドレナリンの分泌を高めるほか、脳の呼吸・循環中枢を刺

激して全身の機能を高めて、体温を上昇させ、発汗・利尿を促進させる。よって、脂肪の燃焼を助け、体内の余分な水分（水毒）を排泄させるので、肥満、水太りを解消させる。

そのほか、しょうがには、

②解熱作用③鎮痛作用④鎮咳・去痰作用⑤鎮吐作用⑥だ液・胃液・胆汁の分泌亢進（消化促進）作用⑦強心作用⑧抗潰瘍作用⑨抗うつ作用⑩血栓予防⑪腸管内輸送促進作用（消化不良・ガスの排泄を促進）⑫めまいの予防

などの作用があり、医療用漢方薬約二〇〇種のうち一五〇種にしょうがが含まれているほどの効能があります。英語の ginger を辞書で引くと、しょうが、意気軒昂、元気、気骨、ピリッとしたところ、と書いてあるくらいですので、イギリス人もしょうがの効能を知っていたのでしょう。

また、紅茶に含まれるカフェインには強心・利尿作用、赤い色素テアフラビンには、抗インフルエンザウイルス作用があります。

よって、しょうが紅茶を減量目的で飲み続けた人から、便秘が治った、尿の出がよくなりむくみがとれた、うつが改善した、風邪を引きにくくなった、生理不順や生理痛が軽減した、血圧が下がった、肝機能が改善した……等々という思わぬ副次効果にびっくりしたというお便りをよくいただくのです。

さて、このしょうが紅茶には、黒砂糖（またはハチミツ）を入れると、味がよくなるのはもちろん、体が温まり、新陳代謝が高まって、減量効果が促されます。「砂糖は甘いから太る」とほとんどの方が思っておられるでしょうが、黒砂糖は、漢方で言う陽性食品、つまり、固くて、色が濃いのですから、相似の理論からも、体を温め、身を引きしめる効果があります。また、科学的に言っても、糖分の燃焼・利用に必要なビタミンB_1・B_2、鉄、亜鉛などの微量栄養素が存分に含まれるので、体内で糖分が十分に利用・燃焼されて、体が温まり、代謝が高まるというわけです。ハチミツにも同様の効果がありますが、その色からして、より濃い黒砂糖の方が、体を引きしめる効果や温める効果が高いのです。ハチミツでも、そばミツのように、色の濃いものは、黒砂糖と同様の効果があると言ってよいでしょう。

(2)にんじん・りんごジュース(ビタミン・ミネラル)の効能

にんじん・りんごジュースは、にんじんの体を温める作用やりんごに含まれるカリウムによる利尿作用により、脂肪の燃焼・水太りの改善に効果があります。その上、にんじん・りんごジュースを飲み続けると、しょうが紅茶に優る種々の効能の恩恵にあずかれることが多いのです。にんじん二本（約400g）とりんご一個（約250g）をよく洗い、皮はむかずに、適当な大きさに切り、ジューサー（ミキサーではない）にかけて作るとよいでしょう。

私が一九七九年に留学していたスイスのB・ベンナー病院や、メキシコのティファナにあるゲルソン病院、イギリスのブリストルにあるキャンサーヘルプセンターでは、ガンをはじめ、種々の難病・奇病ににんじん・りんごのジュースを毎日、数杯飲ませるという点が共通していました。その効能として、栄養過剰（タンパク質・脂肪・糖分のとりすぎ）にもかかわらず、栄養失調（約三〇種のビタミン、約一〇〇種のミネラルのうちいくつかが不足＝化学肥料による土中のミネラル不足や、ビタミン、ミネラルを存分に含んだ胚芽を取り去った精白パンや精白米が原因）状態にある現代文明人の食の欠陥を是正する点があげられています。にんじん・りんごジュースには、ビタミン、ミネラル約一三〇種類がほとんど全部含まれ、現代文明人に不足し種々の体調不良や病気の原因になっているこうした微量栄養素を補ってくれるのです。

四十歳以前の若い人々のダイエット用の朝食としては、しょうが紅茶（黒砂糖入り）で十分ですが、四十歳すぎの人々、また、それより若い人々でも、何らかの持病のある人は、朝食代わりににんじん・りんごのジュース一～二杯としょうが紅茶一～二杯を組み合わせるとよいでしょう。

種々の病気を治す原動力になりますし、また豊富に含まれるβ-カロチンや亜鉛、鉄などの微量栄養素による美肌効果も期待できます。

次ページに、主なビタミン・ミネラルの一覧表を載せておきます。それらが不足するとどんな症状が出るのかを知り、ビタミンやミネラル不足の栄養失調になっていないか、確認してみるといいでしょう。

◎ビタミン

		主な作用・効能	欠乏症状・病気
脂溶性ビタミン	ビタミンA	成長、皮膚粘膜・視力・免疫などの働きに関与する	成長不良、乾燥肌、視力低下、免疫力低下
	ビタミンD	骨・歯の代謝	くる病、骨粗しょう症
	ビタミンE	老化予防、抗動脈硬化、生殖	不妊、老化、動脈硬化
	ビタミンK	止血、肝機能	出血、肝機能低下
水溶性ビタミン	ビタミンB_1	炭水化物（糖）の代謝	脚気、疲労
	ビタミンB_2	解毒	口内炎、舌炎、肌荒れ、肝臓病
	ビタミンB_3（ニコチン酸）	糖・脂質代謝	ペラグラ（皮膚炎、口内炎、下痢）
	ビタミンB_5（パントナン酸）	体内のすべての代謝に関与	白髪、神経疲労、手足のしびれ
	ビタミンB_6（ピリドキシン）	タンパク代謝	貧血、皮膚病、神経炎、早老
	ビタミンB_{12}（コバラシン）	核酸の合成、タンパク代謝	悪性貧血、疲労、無気力
	ビタミンB_{17}（アミグダリン）	抗ガン作用	ガン
	コリン	抗脂肪肝、神経機能	脂肪肝、胆石
	ビタミンC	膠原繊維の合成、免疫力増強	出血、感染
	ビタミンP	Cの働き強化	出血、潰瘍
	ビタミンU（キャバジン）	組織の新生、解毒、強肝	潰瘍、肝臓病

◎ミネラル（土の中の成分＝金属元素）

	主な作用・効能	欠乏症状・病気
ナトリウム（Na）	浸透圧、酸・アルカリの調節	低血圧、労働意欲低下、疲労
塩素（Cl）	浸透圧、酸・アルカリの調節	消化障害
カルシウム（Ca）	骨・歯、神経、筋肉の働き調節	骨粗しょう症、不眠、不整脈、頻脈
リン（P）	骨、神経、核酸の成分	骨粗しょう症、脳神経の働き低下
マグネシウム（Mg）	タンパクの合成、鎮静作用	精神不安定、心臓発作
カリウム（K）	酸・アルカリの調節、利尿作用	筋力低下、心臓障害、低血糖
鉄（Fe）	血色素の合成、細胞性免疫に関与	貧血、免疫力低下
銅（Cu）	造血作用	貧血、白血球減少、白髪
イオウ（S）	アミノ酸の合成	脱毛、湿疹、シミ
ヨード（I）	甲状腺ホルモンの原料	貧血、知的障害、成長不良
亜鉛（Zn）	核酸、タンパクの合成、酵素の成分	成長不良、精力低下、味・嗅覚低下
フッ素（F）	骨・歯の生理に関与	虫歯
マンガン（Mn）	生殖機能、乳腺の機能	糖尿病、精力低下、消化障害
コバルト（Co）	ビタミンB_{12}の構成成分	悪性貧血
クローム（Cr）	インスリンと協同作用	糖尿病、コレステロール上昇
セレン（Se）	抗酸化	早老、肝障害、発ガン
ケイ素（Si）	皮膚・毛・骨・歯の生理作用	脱毛、シワ、爪の虚弱化

◆一年で15kg減、二十年前の体重に！

【体験談↓石関一彦さん・男性・自営業】

海外で建設の自営業を営む者です。このたび、石原先生のご持論である「断食健康法」にヒントを得て、自分なりに一番無理のないダイエット法を実施してみました。年齢、境遇などが似ておられる方のご参考にして頂ければ幸いです。

私のグアムでの生活も昨年で二十年となりました。最初に来たときはまだ二十代の最後で、身長181cmで体重は78kgでした。それが十八年後には、長年の不摂生から何と最高96kgにまで増えてしまったのです。「あらら、このままだと100kgいっちまうぞ!?」との恐怖感に加えて愛娘達に「オスモウさん」だの「ブタさん」だの言われ、一念発起をしてジョギングなどもしてみたのですが、大きな効果なし、また継続できずに元の木阿弥。

私は建設関係の自営業をしております関係で「勤務時間の長さ」と「休日出勤の多さ」と「宴席の多さ」では、だれにも引けを取らないと自負しております（全然自慢になりませんが……）。要は、「ヒマがないので運動できない」「酒好きで、飲む機会も多い」といった状況の方々ができるダイエットをこれからお話しします。

前置きが長くなりましたが、前述の私の体重はこの「あるダイエット」を始めた一年後には、なんと81kg（15kg減）まで落ちました。要は二十年前にグアムに来た当時の体重に近い数字まで落ちたのです。

このダイエットを始めたきっかけは、妻が愛読していた前述の石原先生の著書（断食健康法に関する本）の中にあった「食事の節制によるダイエット法」でした。その要点というのは「現代人は食べ過ぎである」ということでした。石原先生の勧めは、「朝食はしっかり食べなさい」という、よく我々が耳にする勧めとは全く逆の発想でした。

「やせるためには、まず食わないことです。要するに断食をすることです。あなた方が一番簡単にできる断食の時間帯がわかりますか？　それは寝ている時間です。寝ている間は人は食えないですよね」

当たり前の話ですが、まずハッとさせられました。次に「夕食を重点的に食べなさい。そして、朝ご飯はにんじんジュースだけ、昼はお腹が空くから〝繋《つな》ぎの意味〟だけで軽いもの、そばとかサンドイッチなどがいいね。そうしたら前夜から考えたら翌夜まで二十四時間は〝軽い断食〟をしたことになります」

この件《くだり》を読んだときに、石原先生の逆転の発想に「目からウロコ」状態になり、さっそく始めてみました。左記が石原式・私流のダイエットメニューです。

朝食：にんじんジュースまたはりんごジュースを大きいコップに一杯。それと愛用のビタミンサプリメント。

昼食：サブウエイで「クラブサンド、ボトルウォーター、チップス」を買い、事務所で食べる。

夕食：通常の食事（天ぷらでもステーキでも何でもどうぞ）＆ワイン数杯。

いかがですか？　一見何の変哲もない内容ですし、実際に朝ご飯を食べない方はたくさんいると思います。実は昼メシのとり方に重点があります。要は、「お米を食べない、油ものをとらない、糖分をとらない、少量にしておく」。いわゆる〝繋ぎ食〟であるのでサブウェイでなくても、山菜そばでも、野菜サラダとスープでもよいのです。できるだけご自分が〝毎日食べても飽きない食事〟を見つけて下さい。そうすれば〝継続〟できます。実際にこれをやると最初の二、三カ月は「腹が減って腹が減って、欠食児童状態（古いですね）」になります。夕食をガッツクようになります。ただし、この欠食児童状態は、少食を続けることにより〝胃を小さくする〟ことに繋がります。そうなると、この「腹減り状態」が自然と我慢できるようになりますから不思議です。

そうするとしめたもので、体重はみるみる落ちていきます。これを会社でお使いのPC上にエクセルの表を作って毎日記録して下さい。1kg減でも0・5kg減でもよいです。楽しくなりますよ。それと備考のところに〝増えた日の反省〟も書いて下さい。これも参考になります。

もう一つ、体重計は〝体脂肪、内臓脂肪〟などが表示されるタイプがお勧めです。これがあると、体重が落ちていくのとともに、身体から脂肪も落ちていくのを観察できます。または、体重が落ちるのが止まってしまった、同時に脂肪減少も止まったので原因を考える、などという発想もできますよね。

このダイエットは、特に中高年以上の方にお勧めです。食事制限によって毎日必要なカロリー以下に抑えたり、難しいカロリー計算をすることもないし、好きな食べ物とサヨナラするストレスもありません。体重を健康のために真剣に落としたい方、もう一度「Tシャツとジーンズが似合う体型」になりたい方（笑）、騙されたと思ってやってみて下さい。スマートになれば自信もつきますし、人生がまたちょっと面白くなりますよ。

石関一彦　拝

◈一年半で17kg減！

【体験談➡Mさん・三十六歳・女性】

私は、しょうが紅茶とにんじんジュースを続けて、一年半の間に17kgやせることができました。

〈始める前の体重〉
64kg（体脂肪率、三七・〇％）

〈現在の体重〉
47〜49kg（同、二五％）

〈身長〉
157cm

〈始める前の食事〉
朝食：ヨーグルト、またはパン
昼食：外食（ランチ定食）
夕方：軽食（おやつ）
夕食：家族と食事、または外食
（お酒を含む）

〈始めた後の食事〉
朝食：しょうが紅茶、またはにんじんジュース
昼食：外食（軽めに）
夕食：好きなもの（お酒を含む）

＊ただし、始めた頃は、体を冷やすものを徹底的に避け、陽性食品を中心にと心がけました。
＊しょうが紅茶は一日三〜四杯は飲んでいます。

初めの頃、思ったほど体重の変化がなかったので、少し不安になり、先生に相談してみたところ、当時平均四～五時間だった睡眠時間をもう少し多めにとったほうがよいということと、お昼をたまに抜いてみたら？　というアドバイスをいただきました。そこで、まず睡眠時間を増やし、お昼は一日おきに食べない日を作ることにしました。

すると、体重が順調に減りだし、開始三カ月で57kgに（7kg減）。

変化はすぐにあらわれ、体が軽く感じられ、お昼を減らしたことで、仕事の集中力が増したかも？と気づきました。

自分の腹八分目が感覚でつかめるようになって、自分のペースがわかってきたのもこの頃です。

あと心がけていたのはストレスをためないことで、お腹が空いたときの黒砂糖やせんべいなどは我慢せずに好きなだけ食べました。

始めてから十カ月後に54kgになりました（10kg減）。

体重計に乗るたび一喜一憂するのはストレスに感じるので、目安程度に考えて、一日単位ではなく一週間～一カ月間のトータルで食べ過ぎだと感じたら翌週月曜日は基本どおりをしっかり守り、ウォーキングや半身浴の時間を増やす、などをして調整し……ということを繰り返しているうちに、一年半後には47～49kgになり、そのまま安定しています。

私の場合、しょうが紅茶をさぼると冷える！と感じましたし、食べ過ぎるとどこかすっきりしない不調を感じる（風邪をひきやすくなったり、むくんだり）ことがありました。それを体が発するサインと捉えて調整の目安にしたので、気楽に、快適に続けることができたのかなと思っています。

また、続けているうちに、ダイエット前にあった様々な症状（鼻炎など）がおさまっていったのですが、なかでも、前年から原因不明の突発性難聴で低下していた聴力をとり戻せたことで、人前に出る自信がつきました。

現在もしょうが紅茶を続けています。友人にもすすめたところ、風邪をひきにくくなった、四十肩が改善した、生理が順調になった、など減量以外の効果を聞き、また嬉しくなりました。これからも続けていきたいと思います。

◆「朝だけ断食」で月経不順と偏頭痛がすっかり解消

【体験談↓Oさん・三十三歳・女性】

月経の前に猛烈な頭痛に襲われ嘔吐をくりかえす「月経前症候群」に十代から悩まされていました。当時は「月経前症候群」の知識がなく、本来、婦人科に行くべき症状なのに脳神経外科を受診しては「原因不明」とされ、対処法もわからず、ずっと不安に思っていました。二十代になっても症状が緩和されることのないまま就職。営業事務の仕事だったので、日々、お客様とのアポをこなさねばならず、頭痛で休むわけにはいきません。頭痛の前兆があるとすぐに薬を飲んでいましたが、だんだんと服用量・回数が増え、薬がないと不安で外出できないぐらい心身ともに頭痛薬に依存していました。

二十七歳で編集プロダクションに転職してからは、終電・徹夜は当たり前、ストレスと長時間労働のために一日に四食も五食も食べてペットボトルを何本も飲む不健康を絵に描いたような暮らしになりました。その結果、三十代では月経不順・偏頭痛に悩まされ、さらに、身長157㎝・体重47㎏から、60㎏近くにまで太ってしまいました。常に倦怠感が抜けず、食事の量を減らしても体重は減らない、ちょっと無理をすると偏頭痛に襲われる……。自分の体が明らかに「よくない状態」にあると強く感じていました。

そんなときに出会ったのが石原先生の本です。「体内の過剰な水分が『痛み（病気）』の原因。発熱すると汗で、腹痛を起こすと下痢で、頭痛がひどいと嘔吐で痛みの原因である過剰な水分を排出する」という記述を見つけたときは、目の前の霧が晴れたような気持ちになりました。いろんな病院で原因不明とされ、長年、悩まされてきた頭痛の原因が、さらには対処法までもが初めてはっきりとわかったのです。早速、「体内の過剰な水分を排出する方法＝朝だけ断食」に挑戦しました。

最初の二、三日はちょっと辛かったものの、一週間ほどですっかり体が慣れ、その頃に暗緑色のものすごい悪臭の便が出てびっくりしたのを覚えています。一カ月で体重が5kg、三カ月後には8kg減。不順になっていた月経もしっかり毎月来るようになり、でも、あれほど悩まされた月経前症候群や頭痛はまったくなくなりました。

毎食、目一杯お腹に詰め込むような食生活を送っていると、「朝だけ断食」のメニューを「少ない」と感じるかもしれません。でも、実際に始めてみると一週間もすれば体が慣れて、明らかに調子がよくなることを実感できると思います。とくに、月経関係の悩みを抱える女性には、ぜひ試してほしいです。もう、辛い症状に悩むことも、安易に薬に頼ることもありません。体質を確実に変えられますし、「健康的にスリムに」という大きなオマケもついてきます！

第4章
新陳代謝がもっとよくなる

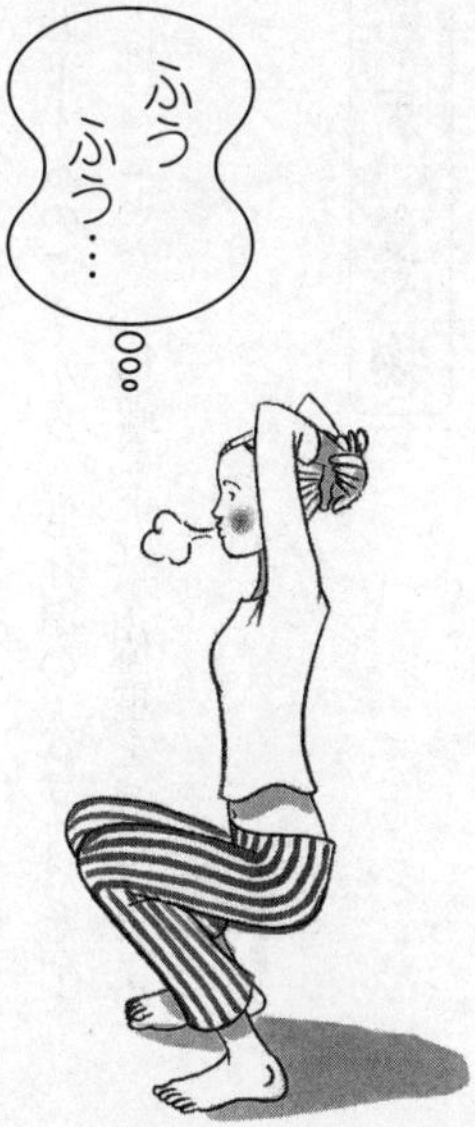

7 days diet !!

Sunday________

Monday________

Tuesday________

Wednesday_____

Thursday_______

Friday__________

Saturday_______

前述したように、1℃体温が上がると代謝が約一二％アップするし、逆に1℃体温が下がると、代謝は約一二％低下するのですから、低体温の人は（ほとんどの日本人がそうですが……）体温を上げることが、代謝を上げ、体重を減らすためには、一番大切です。

太りやすい食べ物、やせやすい食べ物

栄養学では、食物を燃焼し、水温を1℃上昇させるエネルギーを一キロカロリーと定義するので、食べると体を温める食物や、逆に体を冷やす食物がある、などという概念はありません。しかし、トマト、キュウリ、スイカ、ビール……などは、食べると体を冷やしてくれるので、夏に好んで食べられるし、肉・卵・ネギ・醤油……などは、体を温めるから、冬、スキヤキなどにしてたくさん食べるし、おいしいと感じるわけです。

漢方医学では、二千年も前から、体を温める陽性食品と、体を冷やす陰性食品

を厳然と区別し、冷え症（陰性体質）の人には、体を温める食物（陽性食品）を、逆に、体の温かい熱症（陽性体質）の人には、体を冷やす食物（陰性食品）を食べさせ、病気の治療、健康増進に役立ててきました。

肥満にも、色白・水太りで下半身が太った洋ナシ型肥満（これは陰性体質）と、色が浅黒く太鼓腹の固《かた》太りのリンゴ型肥満（これは陽性体質）とに分かれ、現代日本人の肥満、とくに女性の肥満は、洋ナシ型の陰性体質の肥満であることはこれまで述べてきたとおりです。よって、陰性体質の肥満を改善するには、「体を冷やす食べ物はさけ、温める食べ物をしっかりとる」必要があります。

同じような食べ物で同じカロリーでも、食べた場合、体を温める食物が、脂肪や老廃物の燃焼を助け、減量しやすいということになります。

体を冷やす・温める食物の見分け方のポイントは、いくつかありますが、一番簡単な方法は食物の外観の色で見分ける方法です（次ページの一覧表参照）。青・白・緑は冷やす色、赤・黒・橙は温める色です。たとえ、同じカロリーでも、青・白・緑の食べ物は体を冷やして代謝を下げるため、太りやすくなるし、逆に、赤・黒・橙の食べ物は、体を温めて代謝を上げ、やせやすくなるわけです。

体を冷やす・太りやすい食物（青・白・緑）	体を温める・やせやすい食物（赤・黒・橙）
牛乳	チーズ
白ワイン	赤ワイン
ビール	黒ビール
——	日本酒、紹興酒
緑茶	紅茶
白砂糖	黒砂糖
洋菓子	和菓子
白パン	黒パン
白米	玄米
大豆	小豆、黒豆
白ゴマ	黒ゴマ
葉菜	根菜、海藻
南方産フルーツ	北方産フルーツ
｛バナナ、パイナップル、メロン、ミカン	｛りんご、サクランボ、プルーン、ブドウ
酢、マヨネーズ	塩、味噌、醤油
脂身の多い肉・魚肉	赤身の肉・魚肉
	魚介類（エビ、カニ、イカ、タコ、貝）
	佃煮、漬け物

雪は白くて冷たいものです。また、広がった形をしているので、空から垂直には落ちてこずヒラヒラと舞いながら落ちてきます。緑の葉は、真夏に触っても冷たいし、広がりながら生長します。つまり、青・白・緑の外観をもつ食物は、広がる性質をもっているので、それを食べると、体も広がる（太る）傾向が出てくるわけです。

逆に、太陽や火は赤や橙で、ものを燃やすと黒く、固く、コチコチになるように、赤・黒・橙の食物は、温かく引きしまる性質をもっているので、それを食べると体も引きしまるわけです。つまり、水分、パンやケーキ、グレープフルーツなどフワーッとしたものを好きな人は、フワーッとした体型になりがちだし、ごぼう、にんじん、赤身の肉、黒パン、小豆――等々、色が濃くて、固いものを好む人は、体が引きしまっているものです。これを、「相似の理論」と言います。つまり、人間は、食べたものと同じ形になるわけです。

太った人は、必ずと言ってよいほど、黒っぽい服を着ておられるものですが、黒っぽい服は身が引きしまって見える、ということを本能的に感知されているからでしょう。

「太りやすい食物」「やせやすい食物」は、ほとんど色で判断してよいのですが、トマト、カレー、コーヒーは、色が濃くても体を冷やす傾向があります。それは、原産地がトマトは南米、カレーはインド、コーヒーがエチオピアのごとく、南方産だからです。つまり、色より産地（南方産＝冷やす、北方産＝温める）が優先する、ということになります。

熱を加える、塩を加える

なお、減量を目指している人が、体を冷やす・太りやすい食物を食べたいときは、熱を加えるか、塩を加えて食べる、またはそのように加工された食品をとるとよいでしょう。

緑茶（緑） —熱・発酵→ 紅茶（赤〜黒）

牛乳（白）　―熱・発酵→　チーズ（黄）

大根（白）　―塩・圧力→　たくあん（黄）

トマト、キュウリ、スイカ　―塩→　旨くなり、しかも体を引きしめる

のごとく、熱や塩を加えることで、フワーッとして体を冷やす食物も、体を引きしめ、温める食物に変化するからです。

なお、塩には体を引きしめる作用があります。なめくじに塩をかけると縮んでしまうし、我々人間も海水浴をすると、やたらと尿をしたくなるし、身が引きしまる感じがするものです。

また、塩は、カロリー「0」であるのに、食べると体が温まるのは、体内の脂

肪や糖分が燃えるのを助ける働きがあるからです。

よって、ダイエットにとって「水分」は「×」、塩分は「〇」ということになります。

塩分は、「血圧を高くする」という観念が頭の中に埋めこまれている日本人ですが、汗や尿と一緒に出してからとれば、体の益にこそなっても、害にはなりません。血液も涙も鼻水も塩辛いように、我々の体液は塩分を含み、六〇兆個の細胞は、今でも、生命の生まれ故郷の海水の中にいるのですから。運動、労働や入浴、温泉、サウナなどで、発汗・排尿をよくして、水分と塩分を捨ててからとれば何の問題もないわけです。

筋肉を増やすと、やせやすくなる

標準体重の男性で、体重の四五%、女性で三六%が筋肉です。よって、筋肉は、人体最大の器官であり、また次に示すように、

◎人間の部位別、体熱産生の割合（安静時）

骨格筋　二〇％
肝臓　二〇％
脳　一八％
心臓　一一％
腎臓　七％
皮膚　五％
その他　一九％

安静時の体熱産生は二〇％（心臓の筋肉と合わせると三一％）もあるのです。中等度の動作による運動をすると、八〇％近くまで、骨格筋から体熱の産生がなされることがわかっています。

よって、筋肉を動かし、また、筋肉の量を増やすことが、体熱を上げ、やせやすい体を作る、という結論になるわけです。そもそも、女性が男性よりも太りやすいのは、筋肉量が少ないので、体温も低い、という点にあるのです。また、年齢とともに太りやすくなるのは、年々、筋肉量が減少し、基礎代謝が落ちていくのも大きな要因になっています。

人体の筋肉は、四〇〇種類以上あるとされますが、その七五%は、臍より下の下半身に存在するので、下半身を鍛えることが効率がよいのは明らかです。しかし、運動の基本として、上半身より始め、次第に下半身に下げていく方が、筋肉の凝りや疲れが残りにくくなります。

力士の稽古の基本は四股《しこ》と鉄砲ですが、鉄砲は、壁や柱に向かって、両腕を交互に押したり引いたりし、伸ばすときに手のひらで壁（柱）に圧力をかけるという動作です。これで、上半身の大きな筋肉である広背筋《こうはいきん》、大胸筋をはじめ、僧帽《そうぼう》筋《きん》、三角筋、上腕筋や前腕筋など、上半身のほとんどの筋肉が鍛えられることになります。

上半身と下半身の中間に位置する、文字通り、お中《なか》の筋肉＝腹筋も、相当量存在します。

「お中」には、骨がなく、胃腸、肝臓、膵《すい》臓、腎臓、子宮、卵巣……などの内臓を守らなければならないので、腹筋は縦に走る腹直筋《ふくちょくきん》、横に走る腹横筋《ふくおうきん》、斜めに走る腹斜筋《ふくしゃきん》の三層より成っています。

下半身の筋肉は、人体最大の筋肉である大臀筋《だいでんきん》や、大腿四頭筋《だいたいしとうきん》、大腿二頭筋、ふくらはぎの筋肉……などより成り、全筋肉の七五％を占めているわけです。

ここからは、ダイエットに効く簡単な運動を紹介します。

(1)上半身の運動

①万歳運動（次ページのイラスト参照）

両腕を伸ばして上げ下げするだけの運動ですが、上半身の筋肉のほとんどを使い、しかも、胸部を拡張・収縮させるので呼吸量を多くして、酸素の取り込みを増やし、上半身の血行をよくするので、実に気持ちがよいものです。

一〇回を一単位（一セット）とし、一セットごとにしばらく休んで、はじめは、一〇回×三セット＝三〇回より始め、そのうち、回数とセット数を増やしていくとよいでしょう。

【万歳運動】

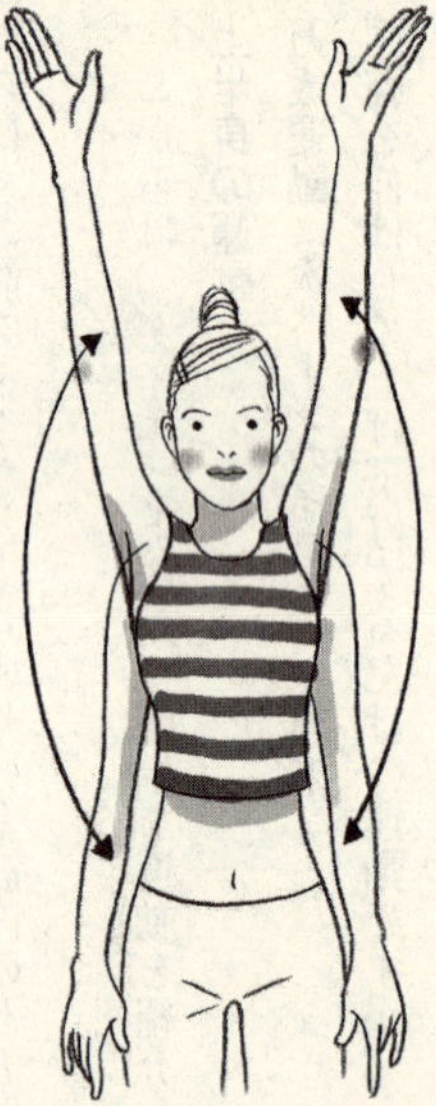

②腕立て伏せ

(次ページのイラスト参照)

(a)――これも一〇回を一セットとし、三セットから始めて、回数、セット数を漸増していくとよいのですが、腕立て伏せができない人は、(b)のように、壁に向かって、腕立て伏せをやるとよいでしょう。筋力がついてきたら両足の位置を徐々に壁から離していくと、上半身の負荷量が増します。

【腕立て伏せ】

(a)

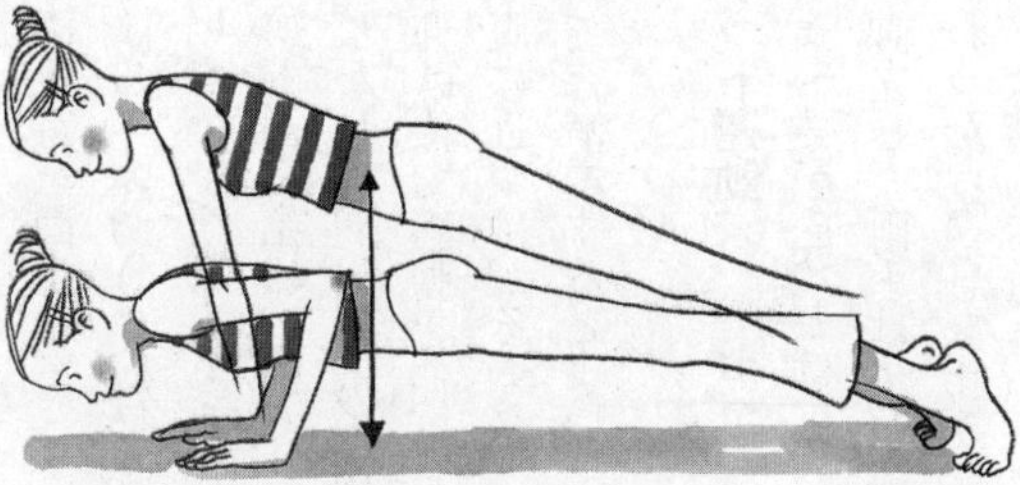

(b)

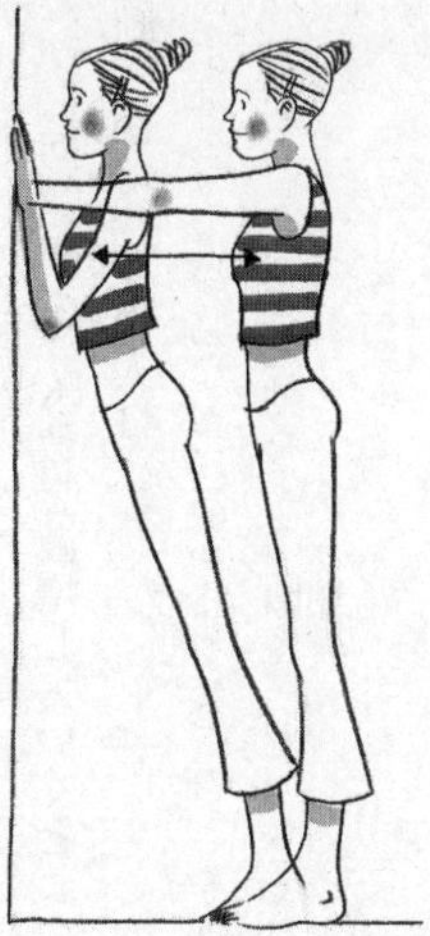

(2)腹筋運動（次ページのイラスト参照）

(a)——両足首を固定して（または誰かに押さえてもらい）、上半身を起こしたり、戻したりする「ふつうの腹筋運動」はある程度の腹筋力がある人以外は、なかなかできないものです。もちろん、その力が十分にある人は、一〇回を一セットにし、三セットから始め、強くなるたびに回数とセット数を漸増していくとよいでしょう。しかし、「ふつうの腹筋運動」ができない人は、

(b)——仰臥位で両脚を伸ばし（両手はベッドの脇などにつかまって）ひざを曲げながら、腹に近づけ、その後、また伸ばすという運動を一〇回×三セットくらいから始めて、漸増するとよいでしょう。

(3)スクワット運動（一一七ページのイラスト参照）

スクワット（Squat）とは、「しゃがみ込む」という意味で、両足を肩幅よりやや広くして直立し、両手は後頭部で組んだ姿勢から、息を吸いながら腰をおろし、おろし終わったら、息を吐きながら立ち上がり、元の姿勢にもどるというものです。

【腹筋運動】

(a)

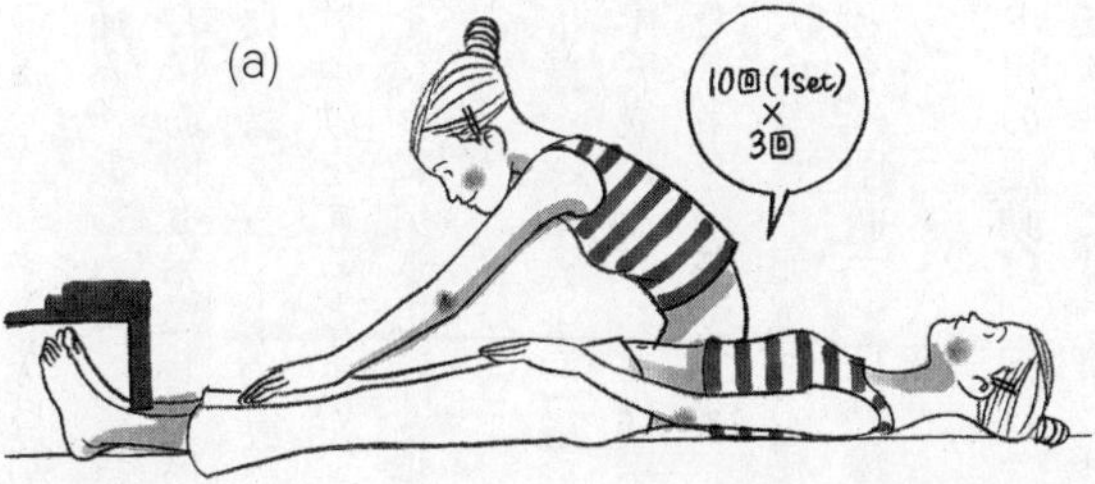

(b)

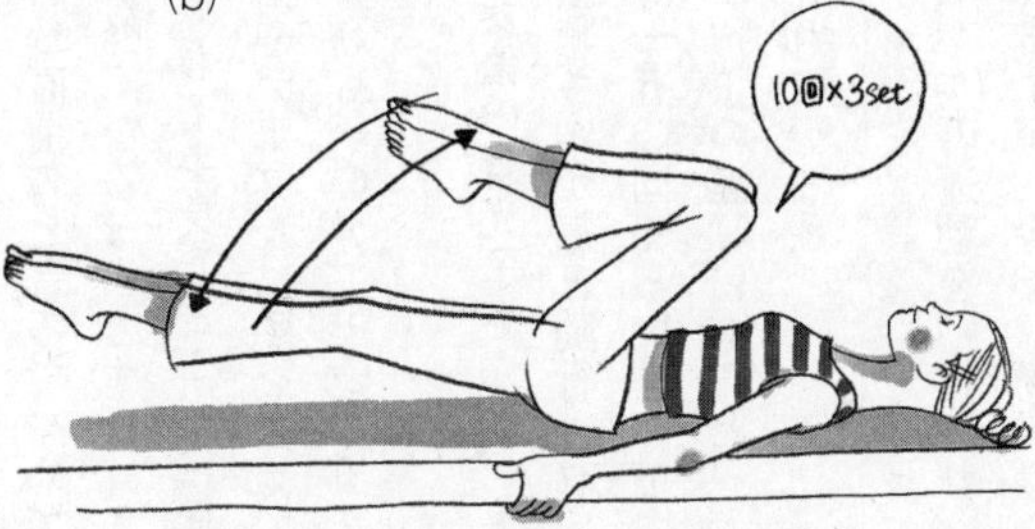

これも一〇回×三セットから始め、漸増していけばよいのですが、腰やひざ、脚の筋肉に痛みがある人は、無理をせず、痛む直前のところでやめて、くりかえしているうちに筋肉も発達し、徐々に痛みが軽くなるはずです。

このように、スクワットの動作を浅くしても下半身のどこかに痛みがある人は、もも上げ運動をするとよいでしょう。壁やテーブルに手を添えて直立した姿勢から、脚を交互に引き上げる運動です。これも一〇×三セットくらいから始めるとよいでしょう。

スクワットは、今年八十七歳になられた女優の森光子さんが、もも上げ運動は、今年八十五歳になられた作家の瀬戸内寂聴さんが毎日励行されていることで有名になった下半身の運動です。お二人とも一五〇回くらいやっておられるそうです。お二人の若さ、元気さの秘訣の一つが、この運動にあると思われます。それにお二人とも「肥満」とは無縁の体型をされています。

ダイエット用の運動は、毎日一～二回、(1)～(3)の運動を励行され、あとは努めて歩くようにされるだけで事足りると思われますが、少々、物足りない人は、次

【スクワット運動】

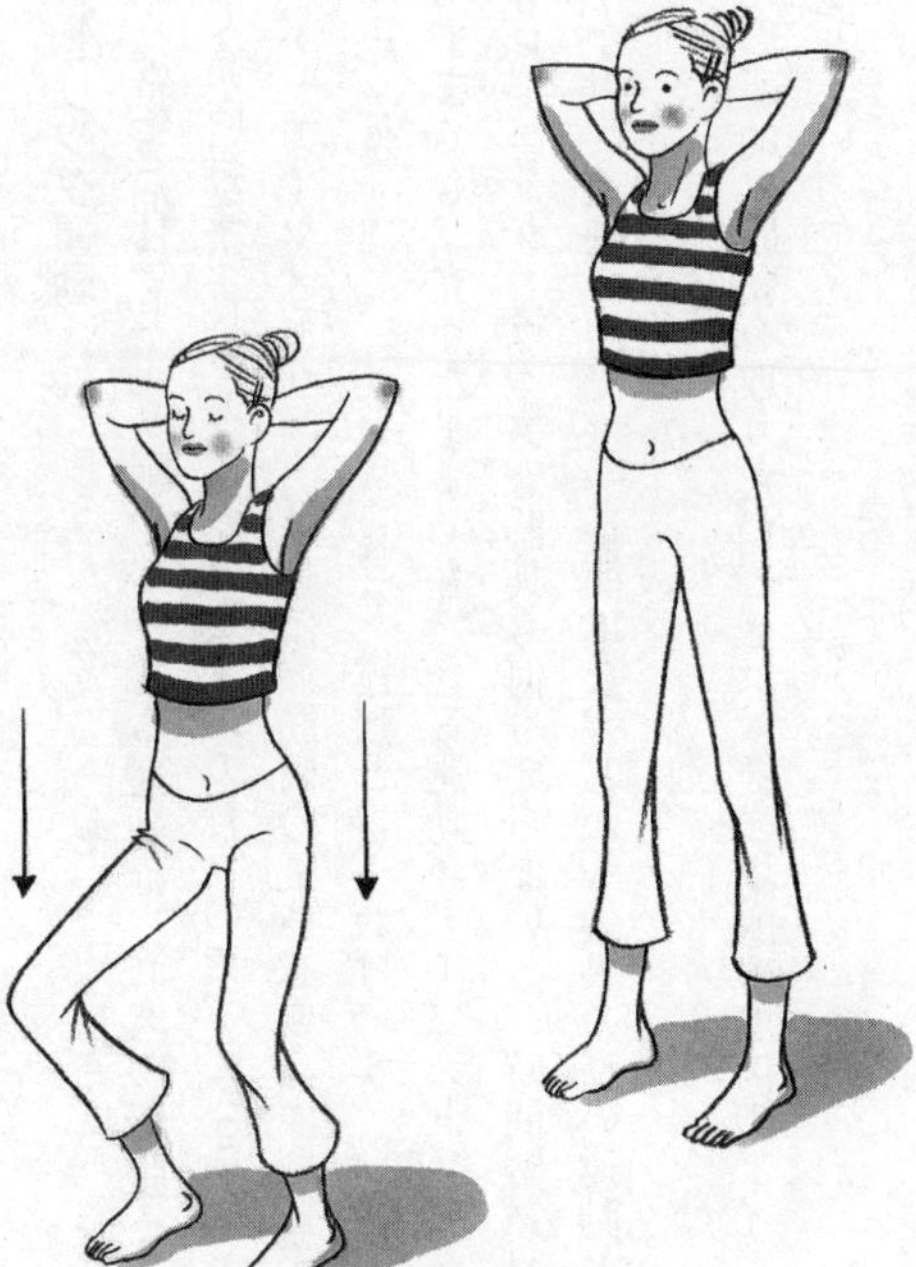

のアイソメトリック運動をされるとよいでしょう。

◆アイソメトリック運動

ふつうの手足を伸ばしたり縮めたりする運動は、筋肉の緊張（tonus）は同じ（iso）にして筋肉組織の長さ（meter）を変えて行うので、isotonic（等張性）運動と言いますが、アイソメトリック運動は、筋肉の長さを変えず同じ姿勢で行うので、isometric《アイソメトリック》（iso＝同じ、metric＝長さ）運動と言うわけです。いつでも、どこでも、座ったままでも、立ったままでもできる運動がアイソメトリック運動です。しかも、トレーニング・ウェアも器具も何も要らないし、時間も一日二〜三分でよいのですから、運動の中では一番簡単な、しかも効果の高い運動と言ってよいでしょう。

とくに、局所的に脂肪を取りたいときは、その場所の筋肉のアイソメトリック運動をするとよいのです。

《アイソメトリック運動の基本動作》Ⓐ〜Ⓕ（一二一〜一二三ページのイラスト参照）
——一日二分でやせられる——

自分のもてる力の六〇〜七〇％で、約七秒間、次の運動をやると筋肉に十分な刺激が与えられ、血行がよくなり、カロリーも消費されて、減量効果が発揮されます。筋肉もだんだんと発達してきますので、皮下脂肪も減少し、実際の体重減少以上に体が引きしまり、若々しく見えるようになります。

基本動作Ⓐ〜Ⓕまでを、一つの動作につき七秒やると、わずか四十二秒でできます。一日二回行っても一分半足らず、三回やっても二分でできるのです。

今日から、一日三回、たった二分をこの運動に割《さ》いてみて下さい。予想以上の驚くべき効果が現れるはずです。

Ⓐ：手を胸の前でかぎ形に組んで、七秒間力を入れて両方に引く。

《効果》上半身全体の筋力を増し、贅肉を取ってくれる。とくに腕、胸部、肩、腹部を引きしめるのに効果的。

Ⓑ：Ⓐの姿勢から、手を組んだまま後頭部に回し、力を入れて、七秒間両方に引く。

(C)：《効果》首、背筋、腹部の筋肉を引きしめ、贅肉を取り去ってくれる。

(D)：両手を後頭部に置き、つっ立った姿勢で七秒間、腹部に力を入れる。

《効果》腹筋を発達させ、腹部の脂肪を取り、ウエストを細く引きしめる。

(E)：(C)と同じ姿勢で、七秒間、両脚に力を入れる。

《効果》大腿、下腿、腹部の筋肉を引きしめる。下半身は筋肉の量が多いので、カロリー消費量も大きく減量に大変効果的。

(F)：(D)の姿勢からしゃがみ込んだ姿勢で、七秒間、臀部から脚にかけて力を入れる。

《効果》(D)と同じく腰から下の筋肉全体を強化し、大腿や臀部のたるみを引きしめる。

：直立した状態でつま先立ち、力を入れてそのままの姿勢を七秒間続ける。

《効果》腹部、脚、とくに下腿の筋肉を引きしめ、脂肪を消費し、大根足を解消する。

なお、電車や飛行機、車の中などで、立ち上がってアイソメトリック運動をすることが困難な場合は、(C)の腹筋の運動のかわりに(C)'の運動をするとよいのです。

(C)'――座ったままの姿勢で腹部に力を入れ、両足の裏を床から1cmくらい浮かせる。

【アイソメトリック運動の基本動作】

――各々の動作は7秒間――

(A)

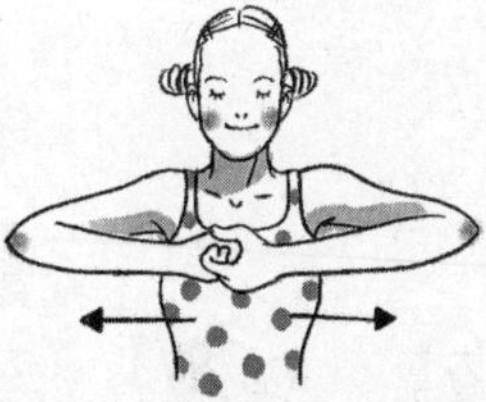

力を入れて
両方に引く

手を胸の前でかぎ形に組む

(B)

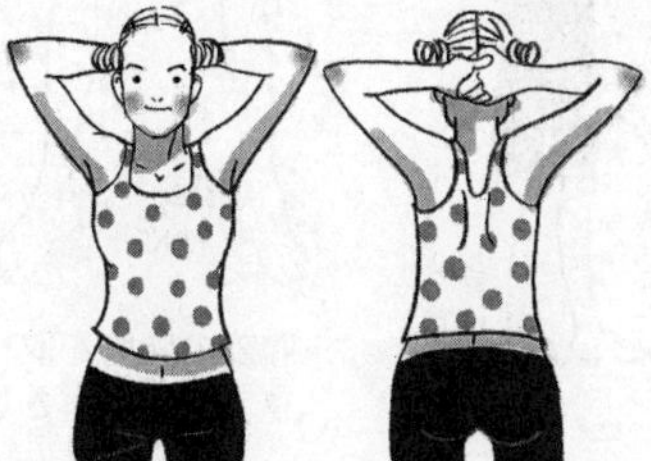

手を組んだまま後頭部に回し、両方に引く
※首、背筋、腹部の筋肉を引きしめる

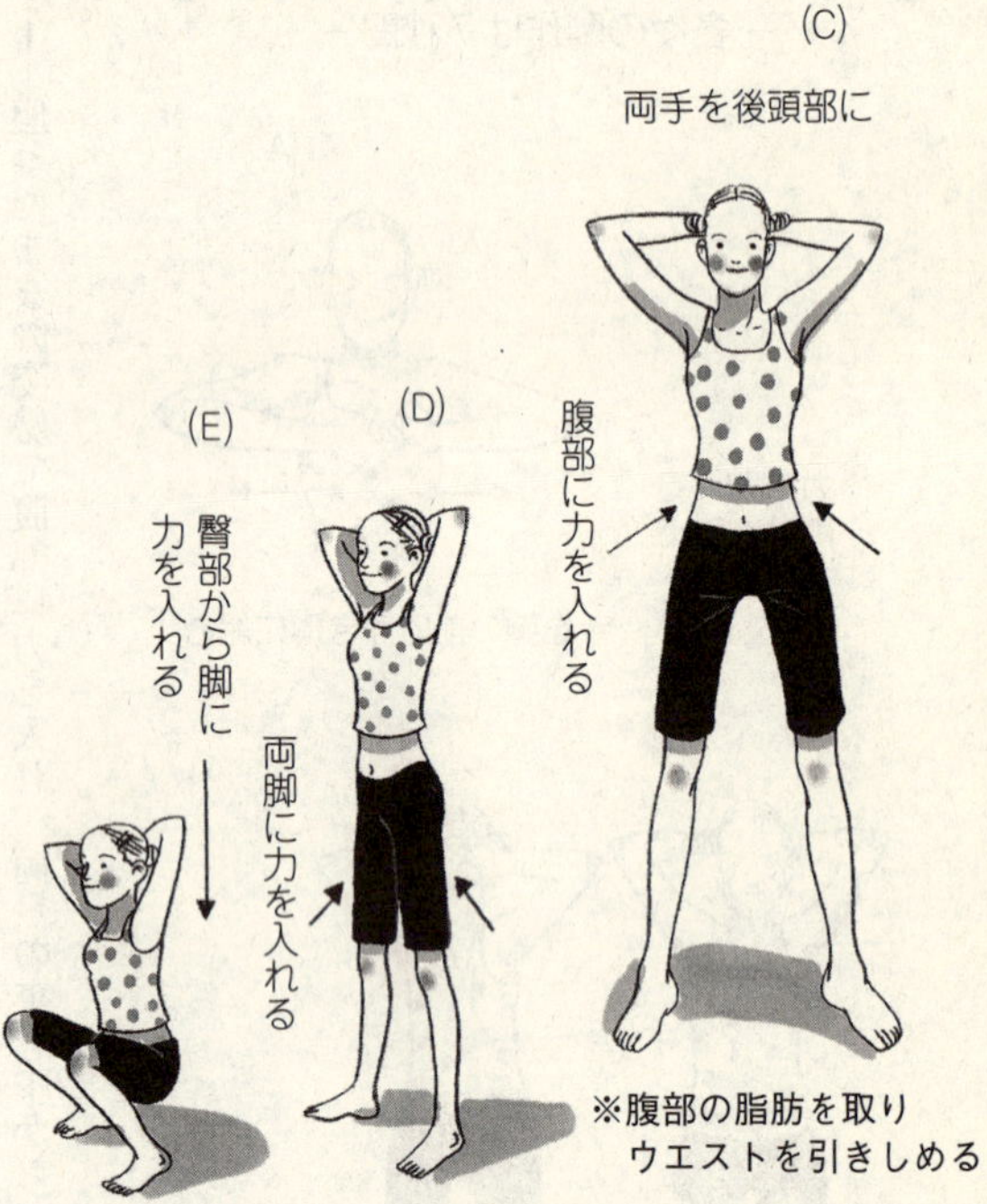
(C)
両手を後頭部に
腹部に力を入れる
※腹部の脂肪を取り
ウエストを引きしめる
(D)
両脚に力を入れる
(E)
臀部から脚に力を入れる

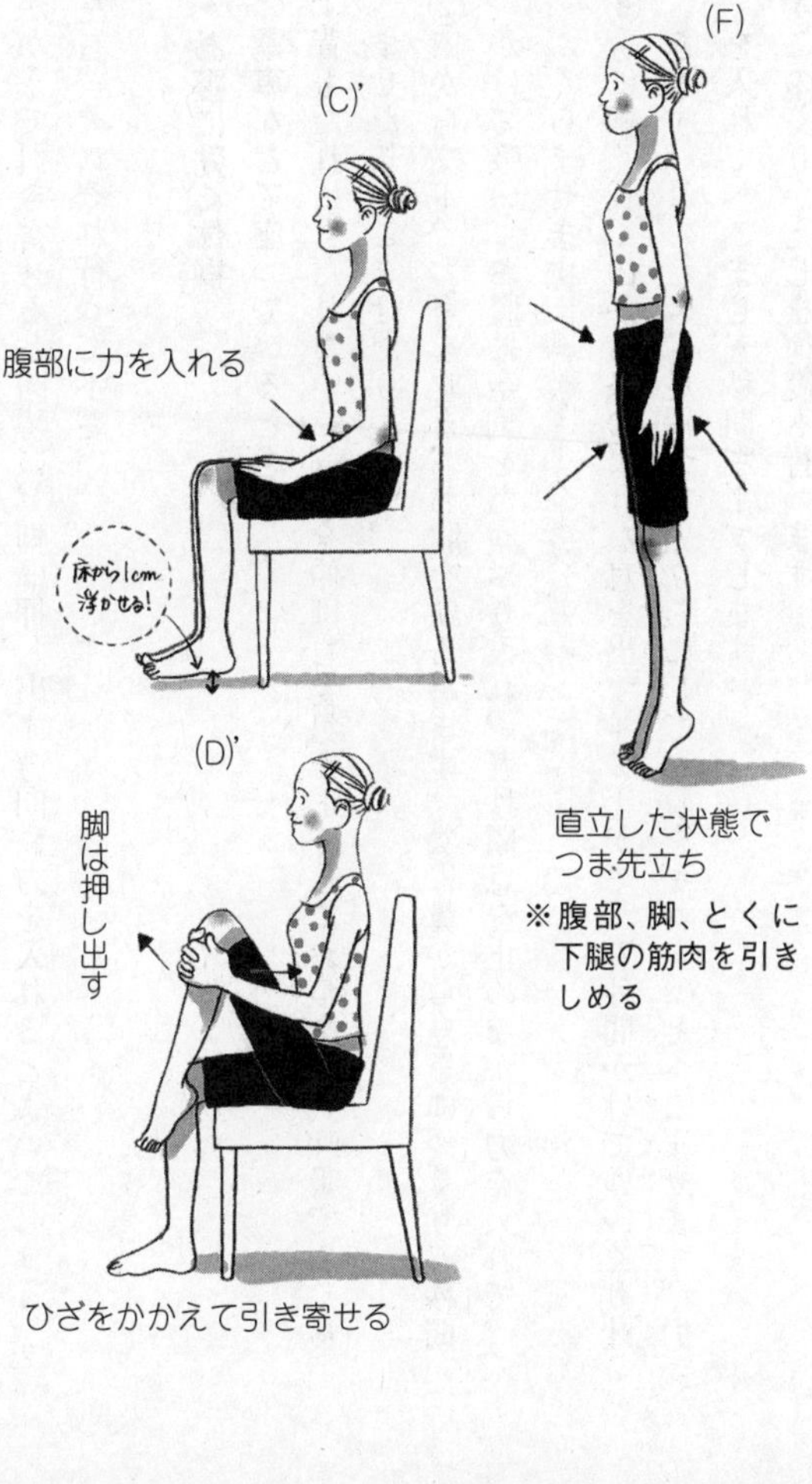
(F)
(C)'
腹部に力を入れる
床から1cm
浮かせる!
(D)'
脚は押し出す
ひざをかかえて引き寄せる
直立した状態で
つま先立ち
※腹部、脚、とくに
下腿の筋肉を引き
しめる

また、同様に(D)の運動のかわりに(D)'を行うとよいのですが、これは腕でひざをかかえて引き寄せると同時に、脚は押し出す方向に力を入れるとよいでしょう。左右、それぞれ行って下さい。

◆お腹に効く体操

◇電車などで座っているとき

①背もたれにもたれないで背筋を伸ばし姿勢をよくしてお腹を腹式呼吸でふくらませたりへこませたりします。

②口からフーッと息を吐き、お腹をゆるめます。次に鼻から息をゆっくり五秒間かけて吸い、お腹に空気をたっぷり入れ、五秒間息を止めながら力を入れて、ふくらませます（風船をイメージしながら）。

③次に細く長く口から糸のような息を出すイメージで、五秒間かけてゆっくり吐きます。このとき、足はつま先立ちにしてお腹をギューッとへこませます。力を入れてへこませ五秒間キープします。

④このくりかえしを何度も行います。

【足が細くなる体操】

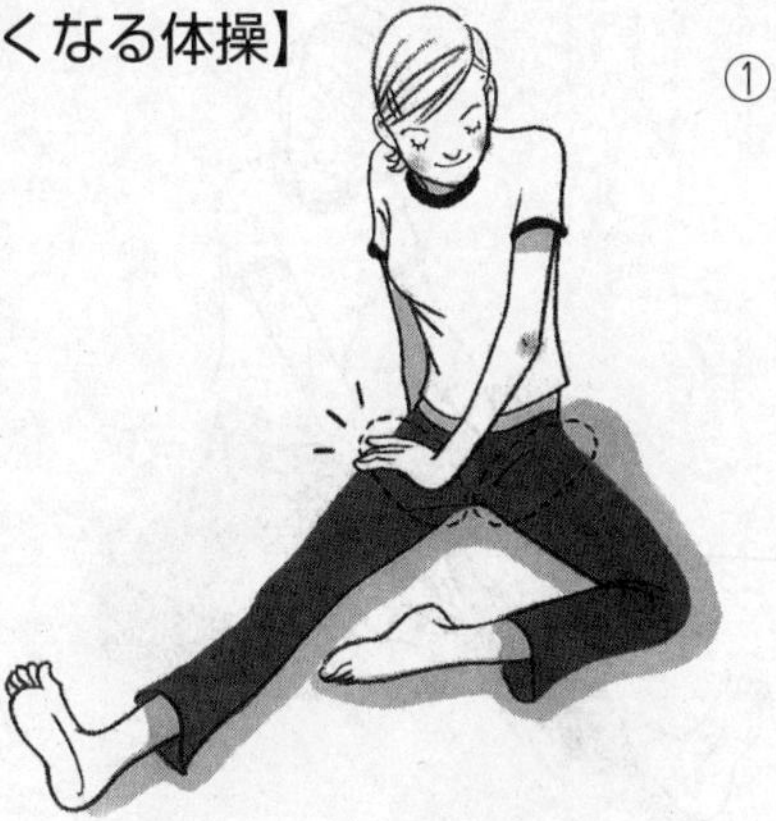

⑤立っているときは足の親指の付け根を軸にして立ち、同じようにお腹のエクササイズをします。お腹にさわってみて冷たいときは効果が出ませんのでオシャレな腹巻きをしてポケットに小さい使い捨てカイロを入れてお腹を温めて行いましょう。

◆足が細くなる体操

◇リンパマッサージ

①手は交差させて体重をかけ、強めに足の付け根の鼠径《そけい》リンパ節をドクンドクンと波打つまで押さえ、パッと放しさすります。足は伸ばしたままでリンパの流れを促します。左右行

②

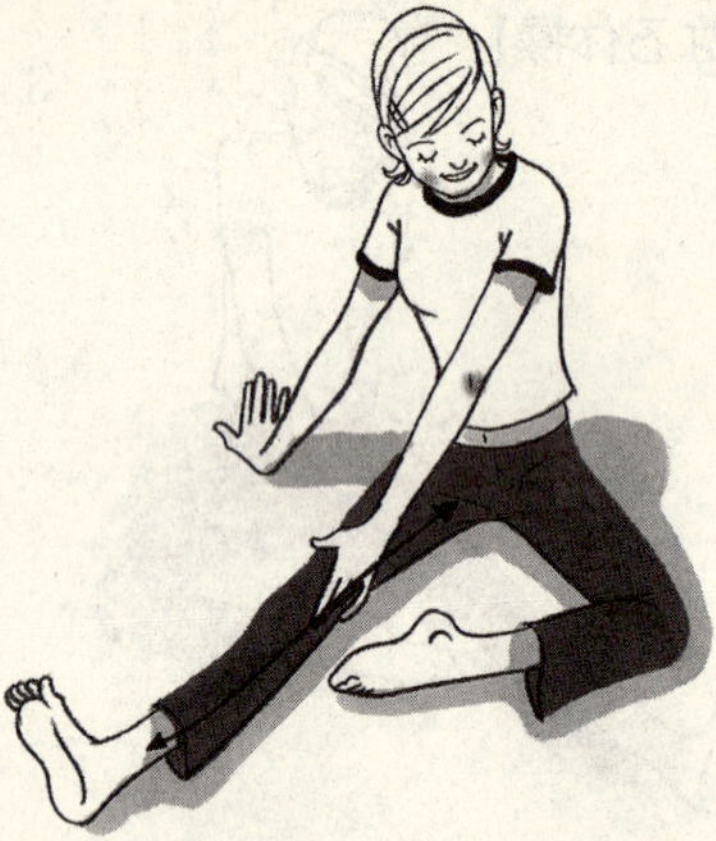

います。
②太ももから足首までをさする。
③ひざを上げて足を左右、バタ足のようにバタバタさせる。その後、自転車こぎのように足を回転させる。
④思いっきりのびをします。息を吐きながらリラックスをして、また思いっきりのびをします。三回くりかえします。
⑤左足を右手で支えながら床につけます。右足と交互に行いながら、ウエストをねじります。ねじるときに、息を吐きます。
⑥ひざの後ろに手を入れて、胸にひざをつけるようにストレッチします。

③

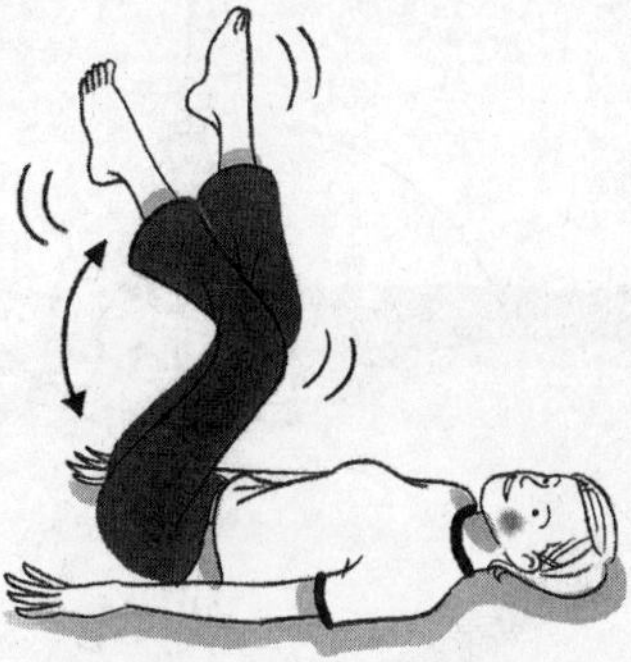

④

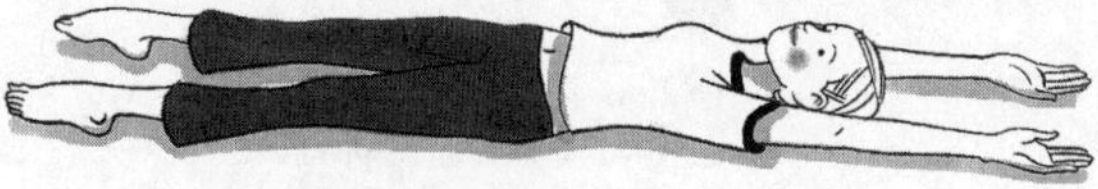

⑤

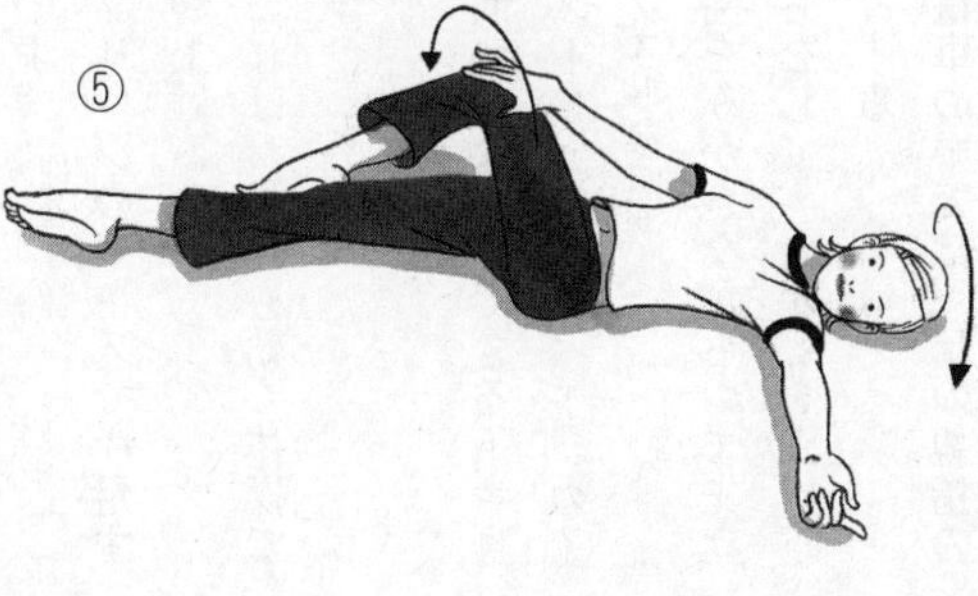

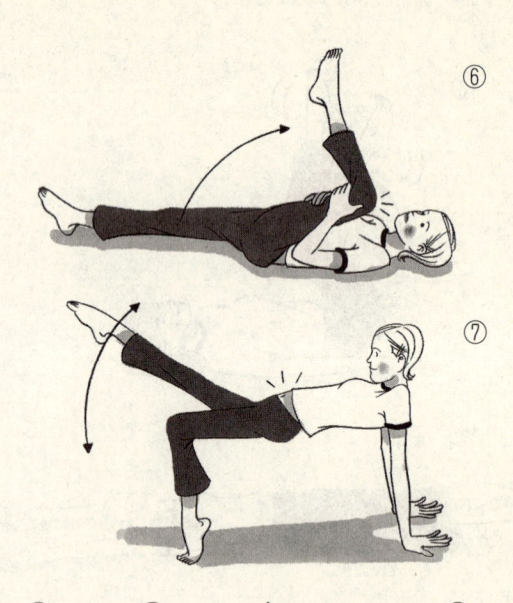

⑥

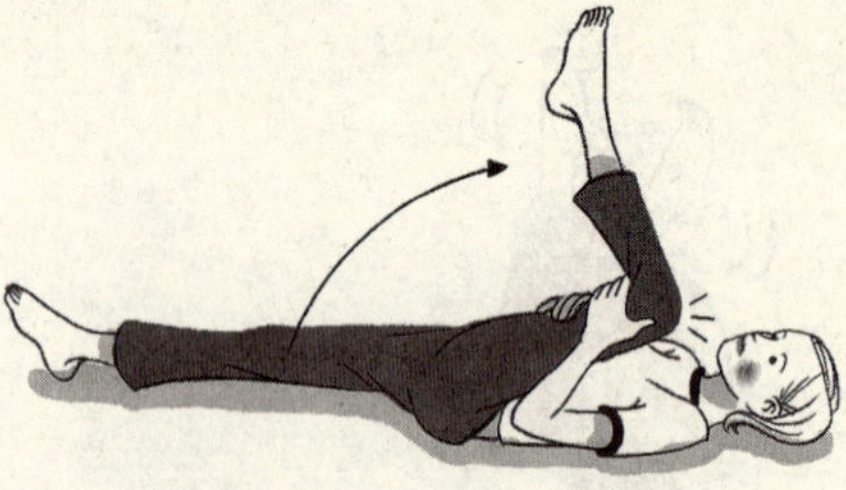

⑦

左右、交互に二回ずつ行います。

⑦ブリッジのポーズで片足ずつ上げる。

これはお腹にも効く体操です。

◇何かしながらできる下半身ストレッチ（次ページのイラスト参照）

①歯をみがきながらつま先立ちをして、かかとを上げ下げする。

②電車の中では、足の親指の付け根を支柱にして、つり

【下半身ストレッチ】

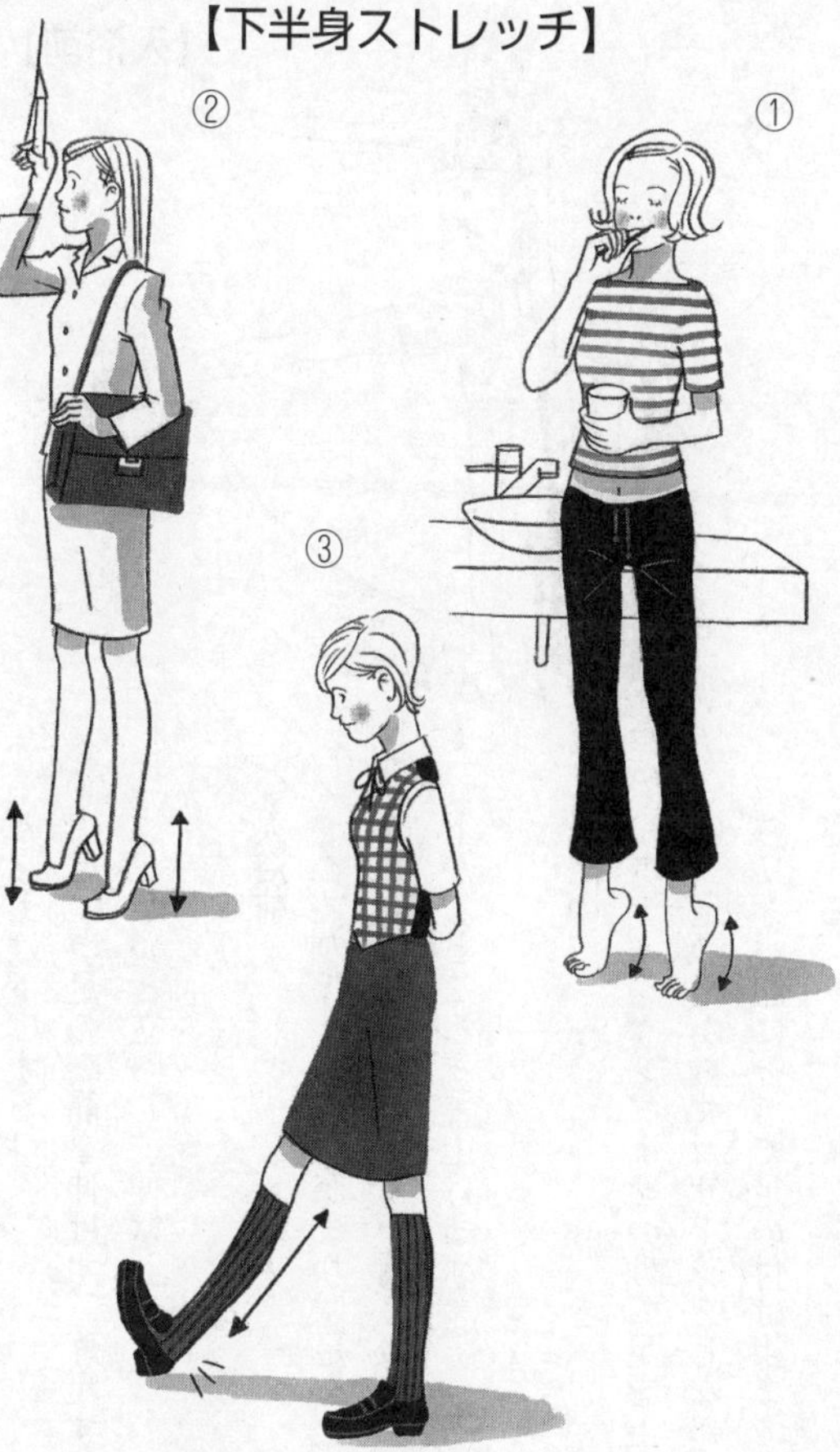

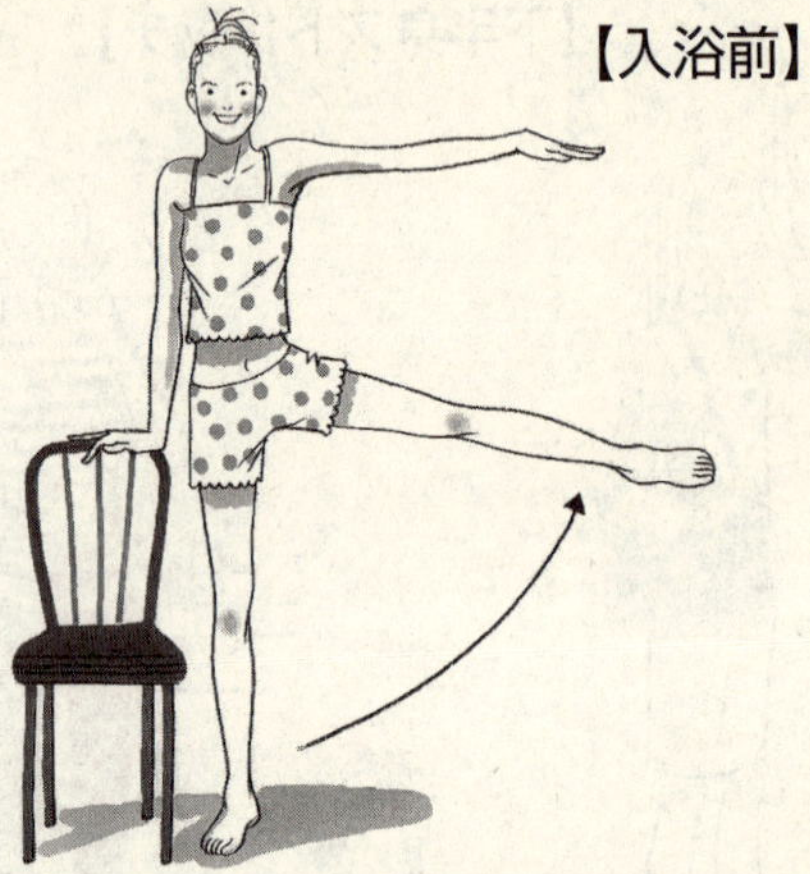

革などにつかまりながら立ち、かかとを上げ下げする。

③片足ずつ足の裏筋を伸ばす。片足ずつ、かかと立ちして伸ばします。

◇入浴前

イスの背などにつかまり、足を上げます。左右、片足ずつ前と後ろに上がるところまで上げます。

◇入浴中

ボディシャンプーをつけて足を上げ、足の指からマッサージをしながらリンパ節にそって足の付け根までさする。

【入浴中】

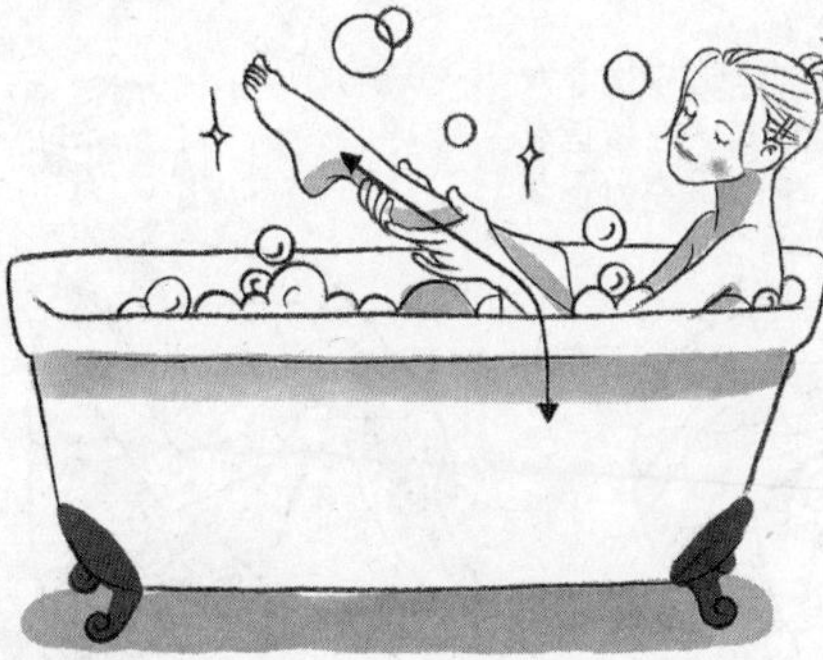

片足ずつ、ゆっくり両足をさすります。ひざのところまできたら、足首を回してつま先の血液を流します。そして足の指でグーチョキパーをします。

◇入浴後（次ページのイラスト参照）

①ボディローションをたっぷりつけながら、足先からマッサージします。ソファなどに座り、足の親指から順に血液を足の付け根の鼠径《そけい》リンパ節へ流し込むようにさすります。

②足の三里《さんり》は、ほぐれるようにローションをつけながら何度も手の親指の腹でマッサージをします。

【入浴後】

三里とは？
ひざの皿の直下にでき
るくぼみに人さし指を
添え、指幅 3 本分下が
ったところ

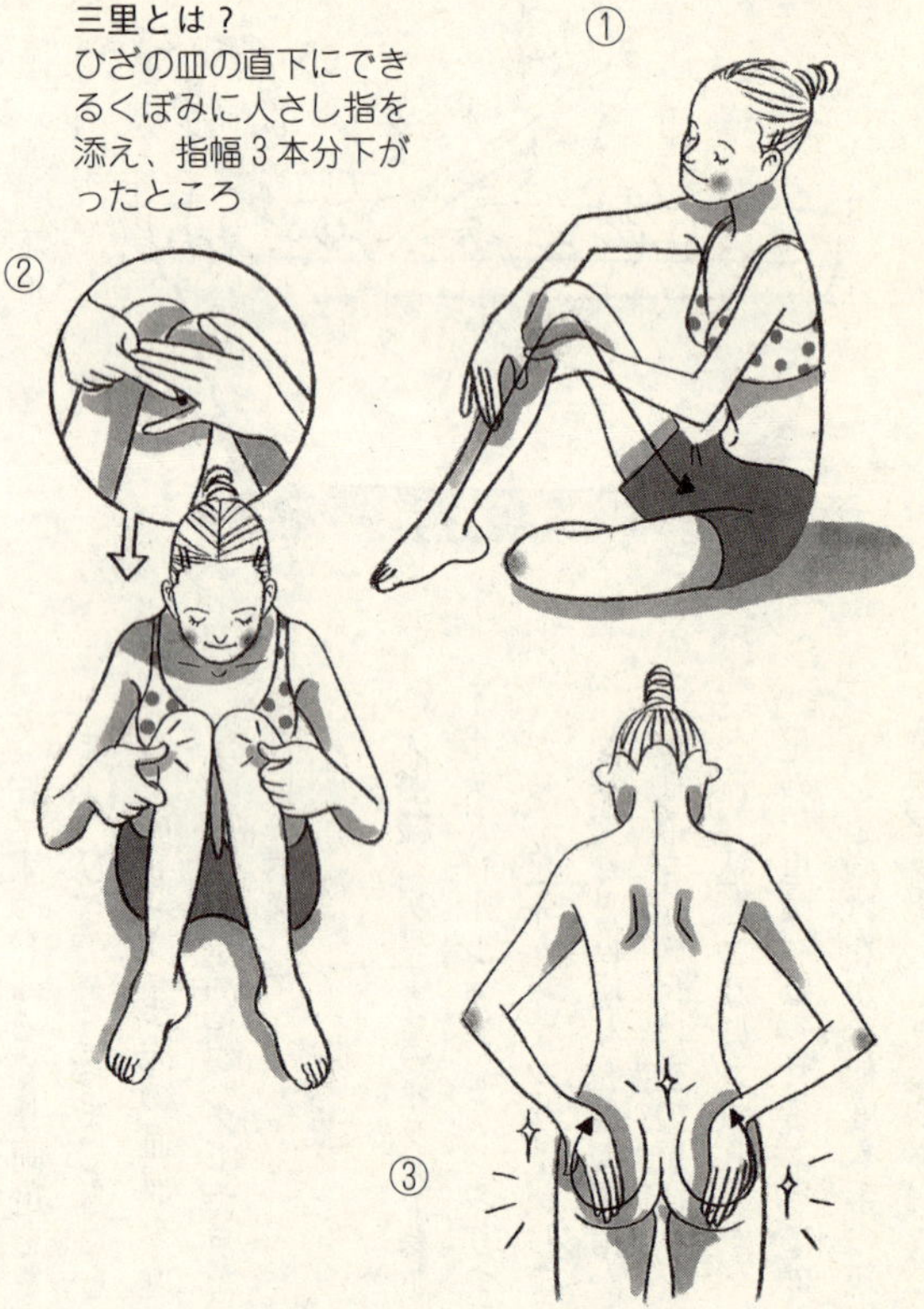

③お尻にも、ローションをたっぷりつけてマッサージします。

④入浴後は、冷たい飲みものは飲まないようにします。梅干し入りの焼酎のお湯割りは体を温め、血流を促進し、生理不順を改善します。オシャレなグラスで梅干しとライムを浮かべたり、シナモンスティックをトッピングしたりしてナイトキャップを楽しみましょう。冷たい飲みものが欲しい人は入浴前ににんじん・りんごジュースをジューサーで作っておいて湯上がりに頂きましょう。焼酎のお湯割りカクテルは美容に一番大切な「質のよい安眠」に導いてくれます。カクテルのほかは、ハニージンジャーエードなどカフェインレスの温かい飲みものを飲みましょう。しょうがも安眠作用が大です。

⑤ベッドに入るときはリラックス効果のあるラベンダーのアロマなどを香らせ、静かな音楽をかけ、スレンダーな姿の自分を空想し、頭の中で描きながら入眠します。入眠時には必ず優しい笑顔を作り、ニッコリしながら目を閉じましょう。入眠

【背中を反らせるエクササイズ】

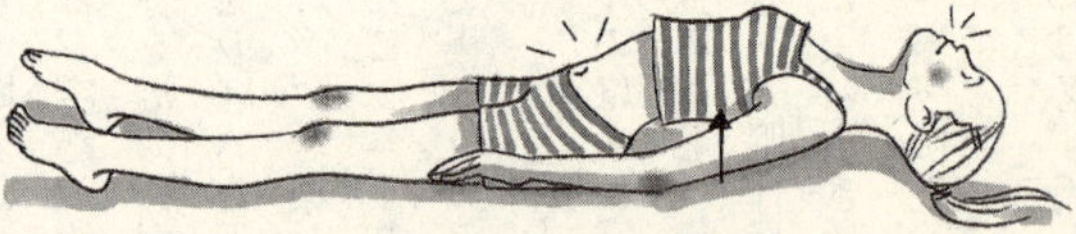

時の顔が睡眠中、何時間もの間コピーされます。人相の悪い人は入眠時に嫌なことを思い出したり考えていることが多いので、手鏡を見ながら楽しいことをイメージして、ニッコリ笑顔を作りましょう。

◆背中を反らせるエクササイズ

①入浴の前に、床やベッドの上で横になり腹式呼吸で背中を反らせます。

②息を口からフーッと吐いて、鼻から息をいっぱいに吸ってから、また口から糸のように細く吐きながら背中を反らせます。

これを毎晩一〇回行います。

◆ウエストをひねるエクササイズ

いつでも、どこでも気がついたときにウエストを左右にひねります。このときも、ひねるときは口から息を吐きながら行います。

◆小顔体操（次ページのイラスト参照）

―準備―

＊ラベンダー、ラズベリー、シトラスなどダイエットに効果のあるアロマオイルを香らせて、スローでリラックスする音楽をかけます。

＊タオルをぬらしてレンジでチンして蒸しタオルを作り、ラップで包んだり、ビニール袋に入れて、首に巻きます。じわ～っと温まって、まったりしてきたらストレッチをします。

①あごを肩の上に乗せる感じで正面から九〇度の角度の位置で、左右一セット五回ずつ、ゆっくりあごを上下させます。

首すじのリンパ節が伸びる感じを確かめながら、ゆっくり腹式呼吸をします。

②まず、あごを右肩の上に乗せ、口からいっぱいに息を吐き、次に鼻からいっぱ

【小顔体操】

①

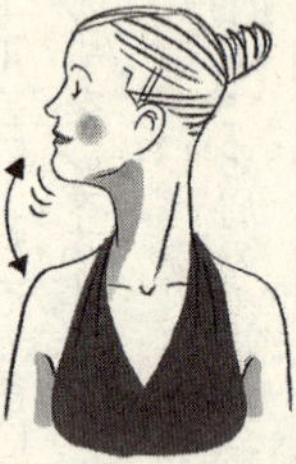

②

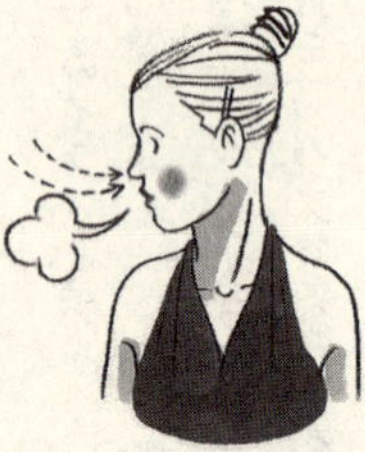

いに息を吸い込みます。こんどは口から、糸を吐き出すようにゆっくり息を吐きながら、「あごを上に」いっぱいに引き上げます。

吐ききったところで大きく鼻から息を吸い、口から糸を吐き出すようにゆっくり吐きながら「あごを一番下まで」引き下げます。

――これを左右五回ずつ一セットを、六セット行います。

③首をぐるっと、いっぱいに二回転させてから、また、逆回転を二回します。そのとき、つらいところを覚えておきましょう。

【リンパマッサージ】

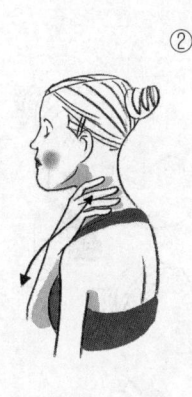

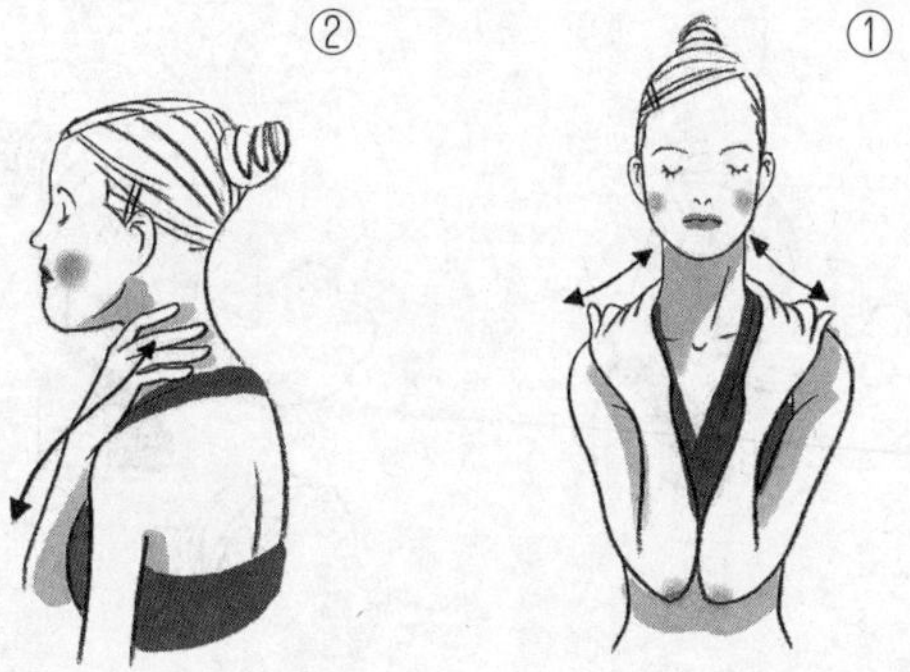

◇リンパマッサージ

①両手で首をまんべんなく上下にさすります。

②次に手を交差させて片方ずつ、ゆっくりまんべんなく首をさすります。先ほど、つらかったところを丁寧にさすります。

◇正面を向いた小顔体操

①息を口からいっぱいに吐いて、鼻からいっぱいに吸い込みます。口から、ゆっくり糸を吐くように細く息を吐きながら「あごを真上に引っぱり上げ」ます。息を吐ききったら、そのまま首ふつうに呼吸しながら、そのまま首

【正面を向いた小顔体操】

①

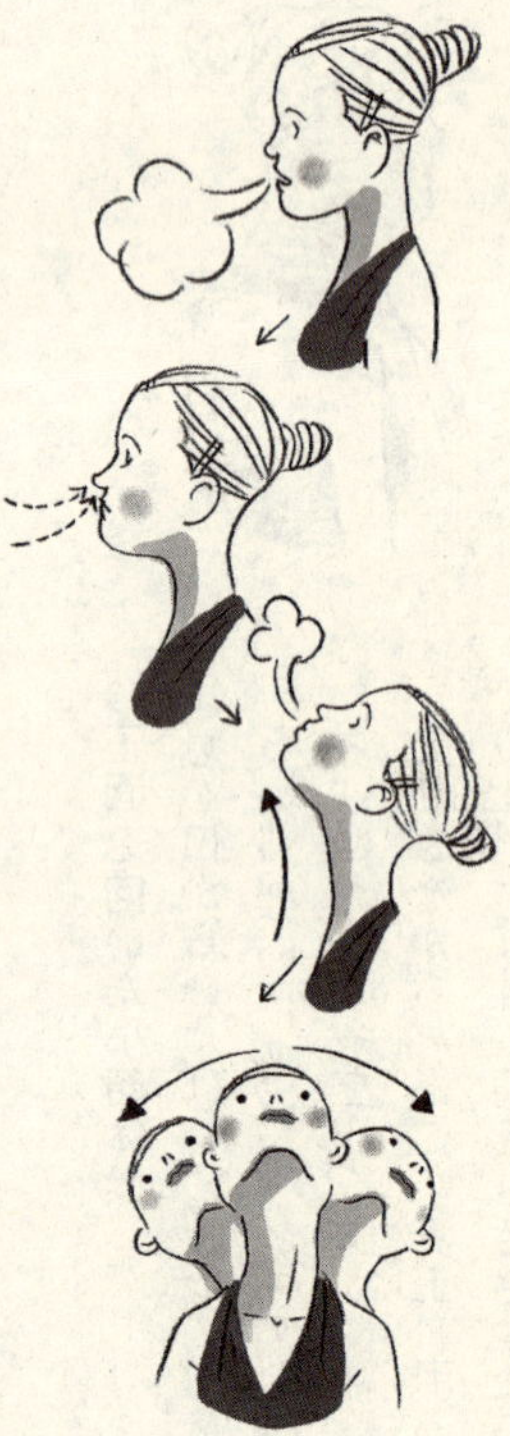

②

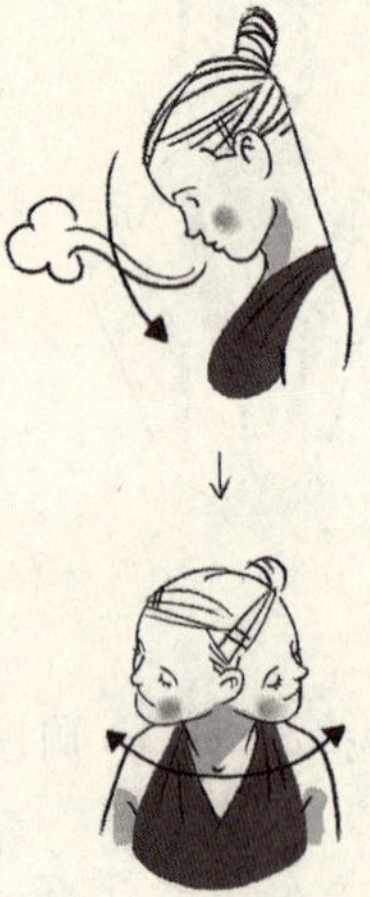

を左右に傾けます。左右六回。

②また、大きく息を吐いて、鼻から息をいっぱいに吸い込み、口から細く糸のようにゆっくり吐きながら「あごを胸につけるように」一番下まで下げます。下げた位置で「あごを振り子のように」左右に六回振ります。

③これを六セット行います。

カイロを貼って運動すると効果倍増！

豊橋創造大学リハビリテーション学部の後藤勝正教授が「40℃前後の温熱シートで、筋肉を温めると、軽い運動をするだけで、加温しなかったときより、格段に多い筋肉の量と筋力の増大が見られる」ことを二〇〇六年五月に、実験報告されました。

この実験結果を参考にさせていただきながら、二〇〇七年一月二十六日の「おもいッきりテレビ」（日本テレビ系）に「筋肉ホット健康法で不快症状を改善」と題して、出演しました。

あらかじめ、女優の坪内ミキ子さんに被験者になっていただき、坪内さんの広背筋に、使い捨てカイロを貼って気温7℃の中を歩いていただく、という実験をしたところ、体温の上昇と全身の血流の増加がみられ、「カイロで両手のひらを温めながら歩いたときより、ずっと体が温まる」と坪内さんは述懐されていました。

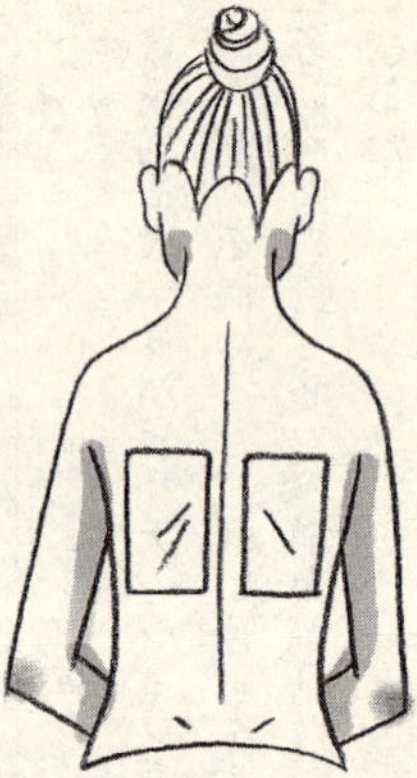

このように、何か運動をするときに、筋肉、とくに、広背筋、腹筋、大臀筋、大腿四頭筋やふくらはぎの筋肉等々、大きな筋肉を使い捨てカイロなどを貼って温めながら行うと、軽い運動でも、筋肉の量や筋力が飛躍的に増し、体が温まって血流がよくなり、代謝もアップして、ダイエット効果が倍増するわけです。

◈下腹部を温めて一週間、ウエストが細くなりだした！

【体験談↓Fさん・六十二歳・女性、Tさん・六十四歳・女性】

日本テレビ系「おもいッきりテレビ」の「なるほどなっとく！」のコーナーに出演、指導した際、テレビのスタッフたちがいろいろと工夫して得られた面白い実証がある。「カイロでやせる」というタイトルで放映されたが、太り気味を気にしている主婦の間でかなりの高視聴率を上げたようである。これは、臍《へそ》より下の下腹部に大きめの使い捨てカイロを貼るだけでやせよう、という実験である（就寝中も貼り続けて低温ヤケドをした人もいるので、長時間貼るときはタオルに包むこと。ヤケドにはくれぐれも注意！）。

被験者は、身長155cm、体重70・7kg、ウエスト105cmの主婦Fさん（六十二歳）と、同じく、158cm、72kg、92・3cmの主婦Tさん（六十四歳）である。

毎日、昼間（起床時から就寝前まで）一週間、下腹部に大きめのカイロを貼り続けたところ、FさんとTさん、それぞれ次の数値に変化が現れた。

●Fさん

体温が35・2→36・0℃へ

基礎代謝（BMR）は804→1071キロカロリーへ

体重は70・7→69・9kgへ

ウエストは105→102cmへ

腹部皮下脂肪は2・9→2・1cmへと、すべて改善。

●Tさん

体温が35・8→36・8℃へ

基礎代謝（BMR）は1372・8→1670・4キロカロリーへ

体重は72→70・5kgへ

ウエストは92・3→90・0cmへ

皮下脂肪は2・3→1・9cmへと、これもすべて改善。

ご両人とも、まるで示し合わせたかのように、「半信半疑だったのに」「体が軽くなった」「冷え性だったのに、体がポカポカしてきた」などと述懐されていたのが面白かった。

なぜ、カイロを貼るだけでこんなにも効果があるのか。

「お腹を温めることにより、肝臓、胃腸、膵《すい》臓など臓器の血流がよくなり、産熱量が増えて体温が上昇する。体温が1℃上がると基礎代謝が一二%も上昇するので、同じカロリーをとっていてもやせやすくなるのです」という私の解説を、まさにこの二人が実証してくれたのである。

そのほかのいろいろな方法

ⓐ湯舟につかる入浴法

日本人の体温が低下している原因の一つに、湯舟には入らず、シャワーだけですませる入浴法もあげられます。

入浴による減量効果は、

①入浴によりDIT（食物誘発性体熱産生）が高まる

②静水圧（水の重さ）の効果

静水圧で、体、とくに下半身が圧迫されるので、血液の心臓への戻りがよくなり、その結果、心臓の拍出量も多くなり、全身の細胞への酸素や栄養の供給が増す。当然、腎血流量も増えて、尿の排泄量も増すので「水太り」の解消ができる。

③温熱作用

温熱による血管拡張作用で血行が促進され、内臓の働きもよくなる。とくに、腎臓からの水分排泄がよくなり、水太りが改善される。さらに、温熱により発汗すると、気化熱によってカロリーが消費され、減量に結びつく。

(b)三-三-三入浴法

入浴（三分）→湯舟の外（三分）……を三回くりかえします。

これを週三回から始め、慣れてきたころ回数を増やします。この方法で、一回に約３００キロカロリーのエネルギーが消費されるので、全く同じ生活をしていても、約三週間で１kgの減量が見込めます。

※高血圧、心臓病など循環器系に問題のある人は行わないこと。問題のない人でも湯あたりに注意！

ⓒ塩風呂・しょうが風呂

ふつうの入浴に比べて、湯舟の中に自然塩やしょうがを入れると、温熱効果が高まり、血行も促進され、さらに減量効果が得られます。塩やしょうがは、漢方で言うところの体を温める陽性食品なので、体を引きしめる効果もあります。

〈塩風呂〉

①自然塩一つかみ〜一袋（約５００ｇ）を湯舟の中に入れてよくかきまぜて入浴すると、体がポカポカとすごく温まってきて、汗がしたたり落ちてくる。

②シャワーで冷水をかけてから、上がる。

②は、塩を落とす意味と、体を引きしめる効果がある。冷水をかけると、全身の毛穴、汗腺が閉じ、体表の血管も収縮して熱が体内にこもり、保温効果が増す。

①②を数回、くりかえすとさらに効果がある。

〈しょうが風呂〉

しょうがを適量（100〜300g）すりおろし、直接、または布袋に入れて浴槽につける。

保温効果が極めて強力で「まるで温泉にでも入っているようだ」と大好評だ。ときに、しょうがで皮膚がかゆくなる人がいるので、そのときは、しょうがの量を減らすか、それでも反応があるならやめること。

なお、入浴後はシャワーで洗い流すこと。

ⓓサウナ・岩盤浴

サウナや岩盤浴が好きな人は、週一〜二回入ると、かなりの減量効果があるはず。「サウナや岩盤浴の直後は、発汗によって、水分が減ることで体重が減少するだけで、水を飲むと元の木阿弥……」などと酷評する学者もいるようですが、実際には、以下のような理由で、減量効果が期待できます。

①多量の発汗により、水分が排泄され、水太りが改善できる。

②温熱刺激により血管が拡張して腎血流をはじめ全身の血液の循環がよくなり、排尿量が増し、水太りが改善される。

③甲状腺が刺激されて、その働きが促進するので、代謝が活発化して、減量効果が増す。

④発汗と同時に、皮脂腺より脂肪が大量に排泄されるので、脂肪が減って、減量に結びつく。

⑤発汗後、汗が気化するときの気化熱により、約6キロカロリー（1mlにつき）のエネルギーが消費されるので、減量効果が発揮される。

第5章

やせた体重を維持するコツ&リバウンドしないレシピ

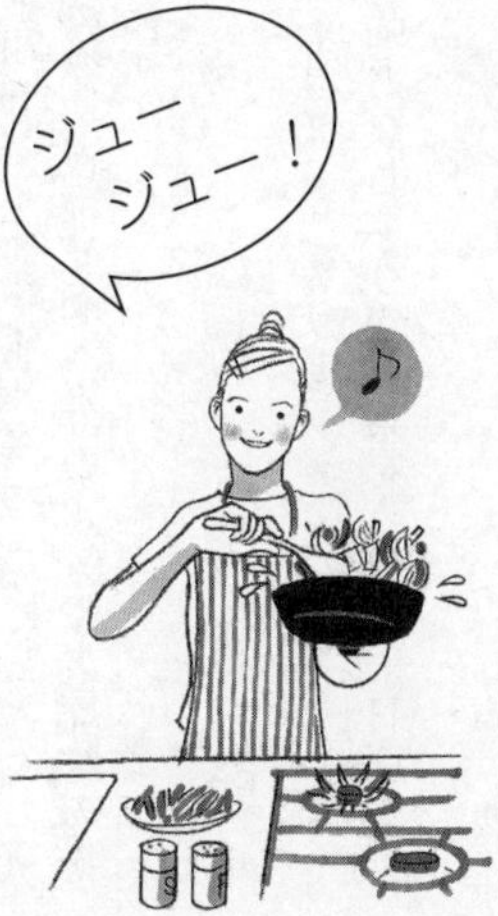

7 days diet !!

Sunday________

Monday________

Tuesday________

Wednesday______

Thursday_______

Friday_________

Saturday_______

これまで述べてきたように、肥満を防止するには、低体温をせめて36・5℃（午前十時の腋下の体温）まで高め、脂肪の燃焼を促し、余分な水分や老廃物の排泄を滞りなく行う、ということが肝要です。

最大の産熱器官は筋肉ですから、ウォーキングをはじめ、一一一～一三九ページに示したような筋肉運動を、毎日、励行することが大切です。

また、体を温め、しかも、利尿作用の強力なしょうが紅茶を、最低一日三杯飲用されることをおすすめします。

先にも述べたように、体重の六〇％以上が水分なのですから、「水分をとる割には、尿の出が悪い」と感じたときには、何となく、むくんだような、太ったような感じになってくるものですし、逆に、「そんなに水分をとった覚えはないのに、よく尿が出るもんだなあ」と感じたときには、お腹もスーッとへこみ、体重もガクンと減ることが多いのです。

しょうが紅茶は、ふつうに熱い紅茶を入れた後、すりおろししょうがを直接、または指でしぼって紅茶に加え、黒砂糖（またはハチミツ）を入れるだけで簡単にできます。すりおろししょうがと黒砂糖の量は、自分が一番旨いと感じられる量にされるとよいでしょう。すると、いつまでも飽きないで、長く続けられるはずです。

日頃、口にする食べ物は、一〇四ページで示した、体を温める陽性食品をしっかりとり、体を冷やす陰性食品は控えめにしましょう。生野菜、南方産のフルーツ、白パン、ケーキなどのフワーッと広がった陰性食品ばかり食べていると、フワーッと広がった体型になる（相似の理論！）ことをお忘れなく！

また、入浴はシャワーですませず、できるだけ湯舟にゆっくりつかることが体温を上げて、肥満を防ぎ、かつ減量を目指すためには大切です。週に一～二回、銭湯やサウナ、岩盤浴などに行くのもよいでしょう。

ここで、スリムな体を維持するのに効果的な一日のスケジュールとレシピを紹介します。ダイエットが終わっても、できるかぎりこのような過ごし方を生活に取り入れると、リバウンドとは無縁です。

速攻！
◆◆しょうが紅茶ダイエットの１日のスケジュール◆◆

【起床】

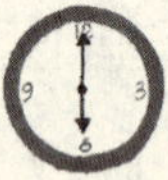

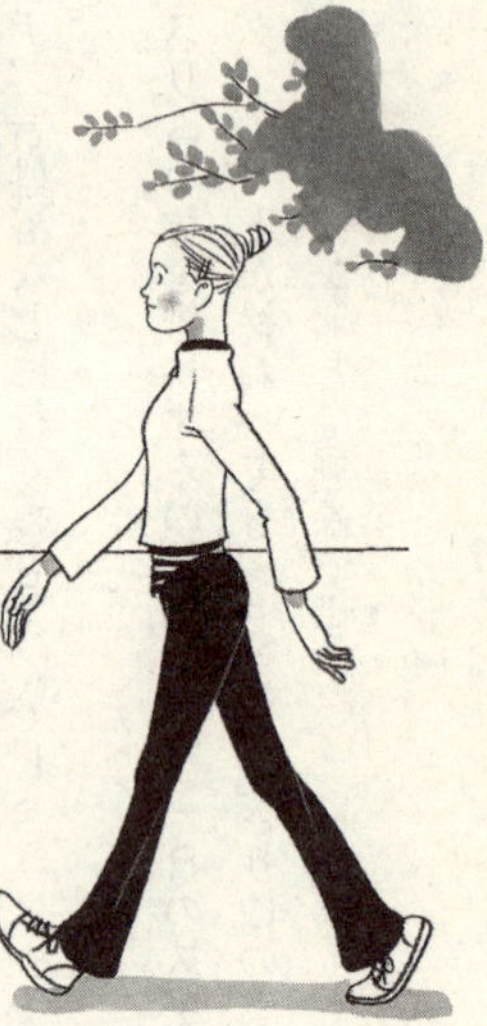

散歩20〜30分

（分速80ｍくらい）

またはアイソメトリック運動
（基本動作６つ）42秒間

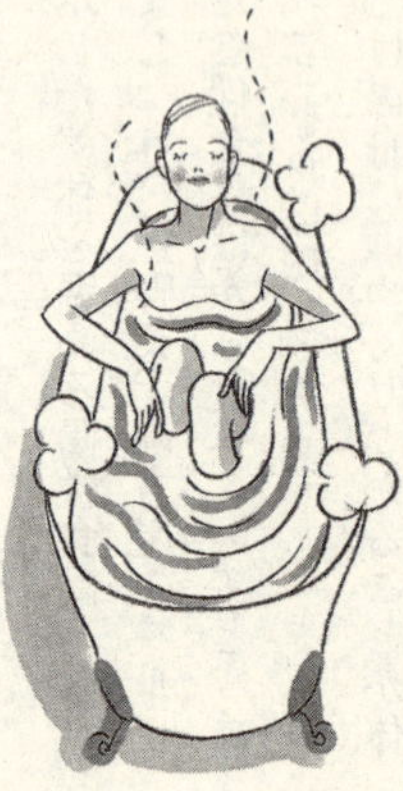

できれば入浴

42℃前後の熱めの風呂に
４〜５分を２回、計10分前後

【朝食】

しょうが紅茶

しょうが紅茶コップ2杯（360mℓ）程度、
またはにんじん・りんごジュース、
または2つを組み合わせる

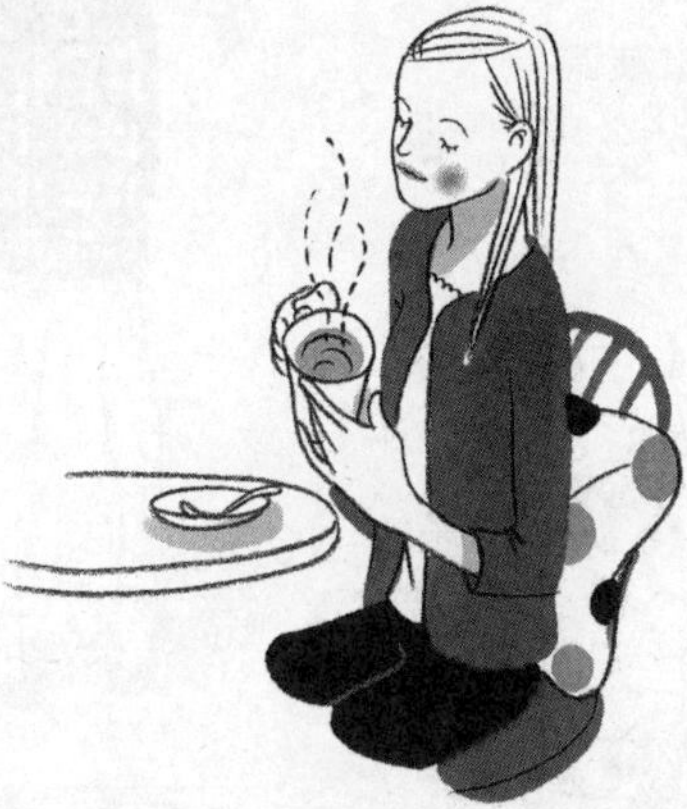

【お昼】

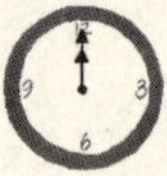

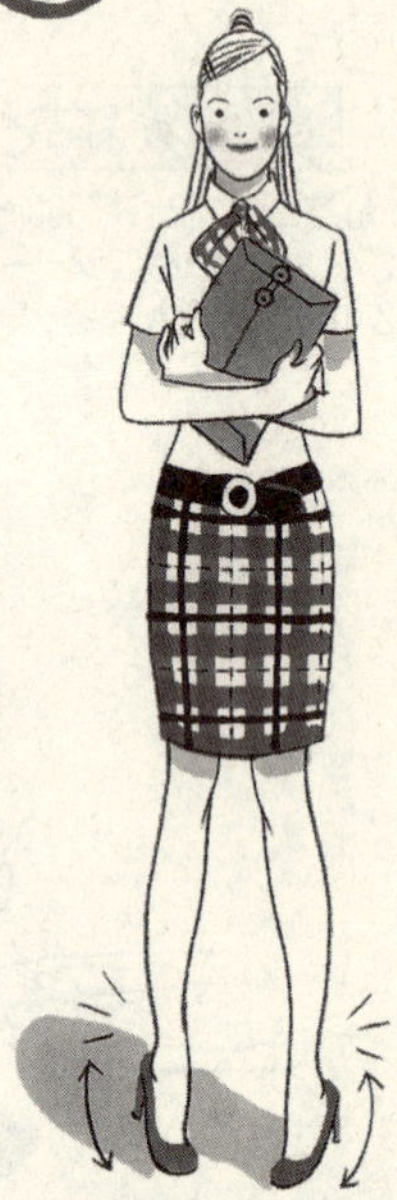

昼食は温かいそば類

（ネギなどの薬味と、
のりを十分に使う）
または具沢山のうどん、
またはピザ、またはパスタ

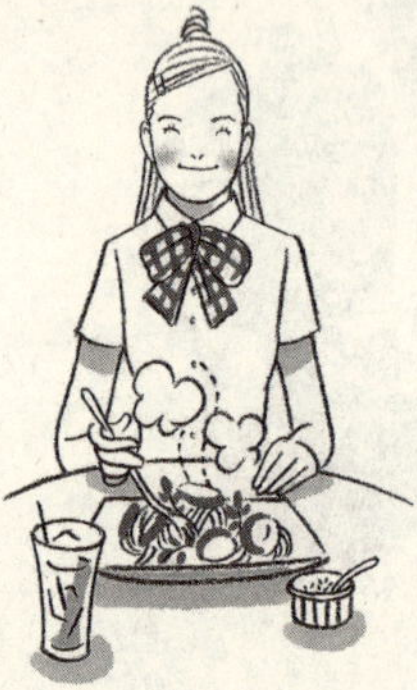

昼食前にアイソメトリック運動

（42秒間）

【夕方】

アイソメトリック運動

（42秒間）

仕事中の気分転換に、
また帰宅途上の移動中
（電車や車内）でも可能

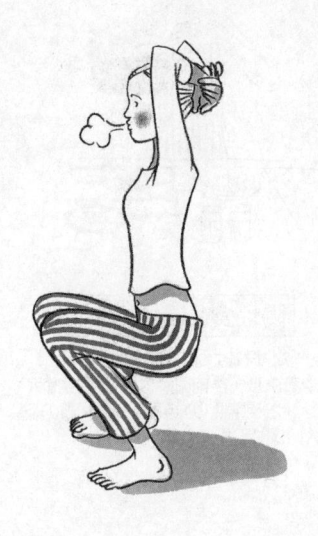

【夕食】

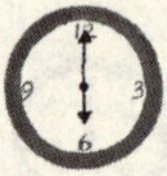

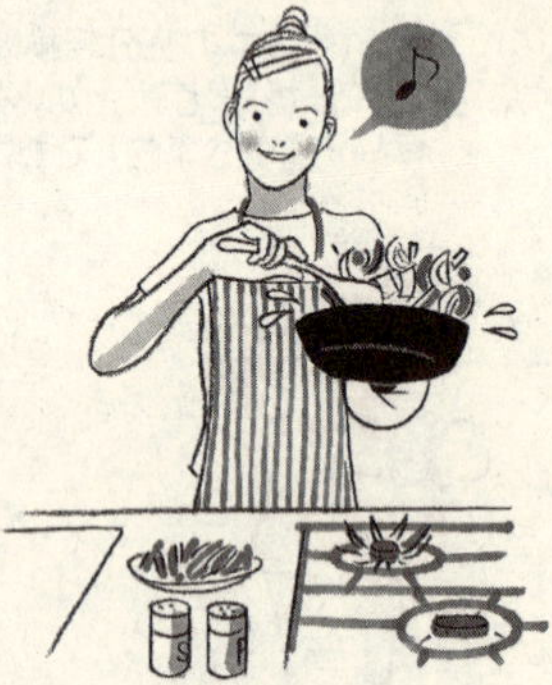

陽性食品を中心に

（食べたければ何を食べても可）
アルコール（食前酒）は、梅酒、赤ワイン、お湯割りの焼酎、日本酒の熱かん、紹興酒（熱かん）など

【就寝まで】

入浴（3-3-3入浴法）

またはサウナ浴

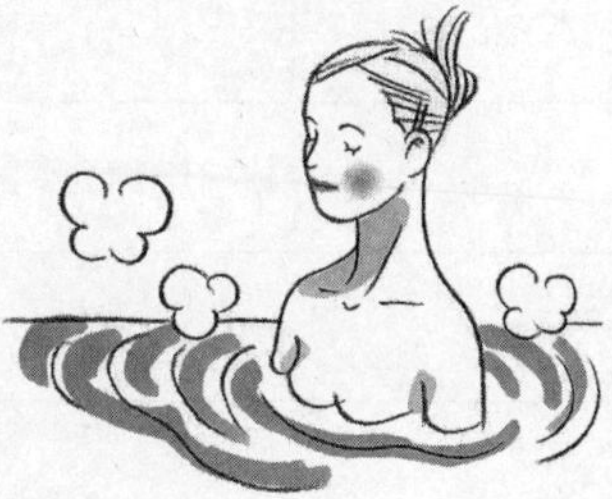

夕食は就寝の最低２時間前にとる。その後、読書、ＴＶほか、リラックスした時間を過ごし、ぐっすり眠る

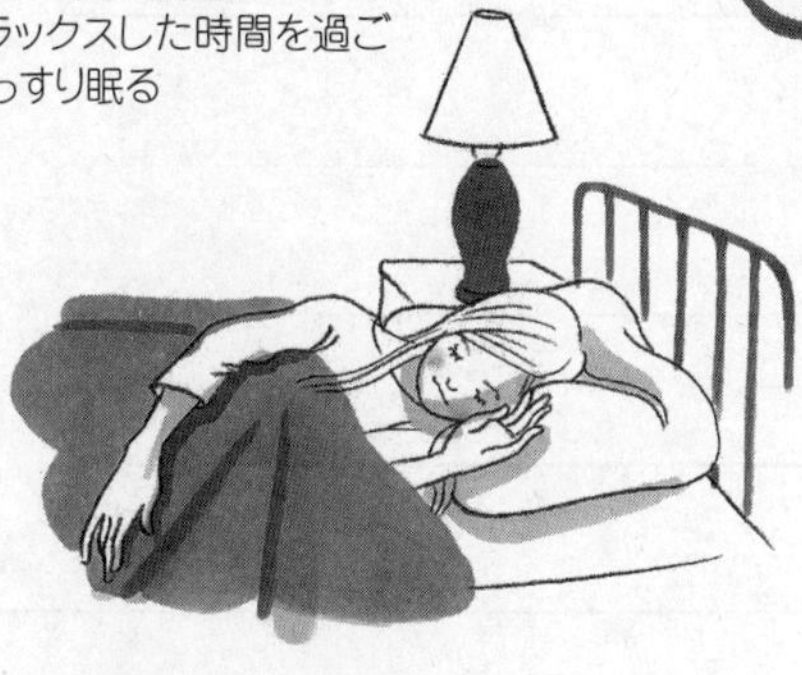

メモ

ダイエットのおともに

リバウンドしない17の
レシピ

※分量が表示されていないものは、適量（お好みの量）でかまいません

毎日食べたい、酢を使わずシークワーサーの酸味で頂くヘルシーサラダ

《血液サラサラサラダ》

材料

玉ネギ1個、大根100g、みつ葉6本、乾燥ワカメ大さじ2、シークワーサー（果汁100％）、醬油、酒、自然塩、すりゴマ、紅花オイル、かつお節少々

作り方

①乾燥ワカメを水で戻す。
②玉ネギはスライスし、大根は千切りにする。みつ葉はざく切りにする。
③ボウルにシークワーサー果汁、醬油、酒を各大さじ2と紅花オイル小さじ1とすりゴマ大さじ3をよく混ぜてドレッシングを作る。
④①・②を③であえて、かつお節をトッピングする。お好みで塩をかける。

血行がよくなり、冷え性や肩こりに効く

《紅ざけのあったまる粕汁》

※さけの紅色のアスタキサンチンは、抗酸化力が強力で悪玉コレステロールを排除し、血のめぐりをよくするので冷え性や肩こりに効き、シミ・ソバカスを改善します。皮にはコラーゲンもたっぷり。

材料

生紅ざけ一切れ、里芋80g、とうふ1／2丁、スナップえんどう60g、なめこ1袋、長ネギ1本、だし汁2カップ、酒粕40g、みそ大さじ1、しょうがのみじん切り、自然塩、酒

作り方

①紅ざけは流水で洗い、水気をペーパータオルでふいて、一口大に切って酒大さじ１と塩少々をふっておく。

②里芋は洗って皮をむき食べやすい大きさに切り、スナップえんどうはスジを取

 っておく。長ネギは小口切りにする。

③鍋にだし汁と里芋を入れて煮る。

④里芋がやわらかくなったら紅ざけとなめことしょうがを入れ、ひと煮立ちしたら火を止め、酒粕とみそ大さじ1を溶いて入れる。最後に長ネギとスナップえんどうととうふを入れ、再び加熱してできあがり。

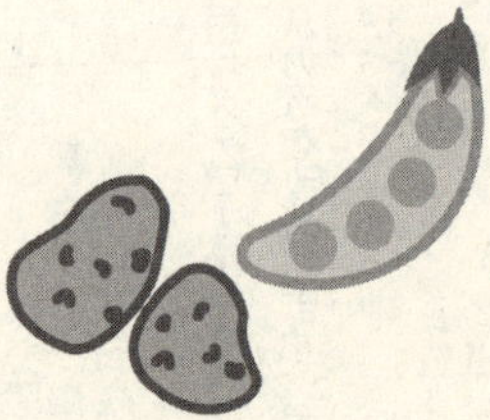

スタミナをつけながら体を温め、お腹もいっぱいになる

《長芋のカニあんかけ》

材料

長芋400g、カニの身脚肉4本（缶詰めでも可、カニかまぼこで代用しても可）、みつ葉5本、白だし、てんさい糖（根菜ビーツからできた砂糖）、みりん、酒、片栗粉、自然塩

作り方

①長芋は皮をむき1・5㎝の厚さの輪切りにし、熱湯でサッと茹で、水を入れたボウルに浸す。

②鍋に水カップ1と1／2、白だし、てんさい糖、みりんを各大さじ1と自然塩をひとつまみ入れ、長芋を入れて紙ぶたをし、中火でやわらかくなるまで煮る。

③カニの身は少しほぐして、みつ葉はざく切りにする。

④別の鍋に水カップ1と1／2、白だし、酒各大さじ1を入れ、③をサッと煮て片栗粉小さじ2を水小さじ2で溶いたものを鍋に回し入れ、とろみをつける。
⑤器に②を入れ、④をたっぷりかける。

お昼には、これが一番！

《温かい美肌そば》

材料
そば1玉、麺つゆ、セロリ10㎝、山芋適量、かまぼこ2枚、長ネギ、かつお節、ゴマ、ワカメ各適量（お好みで）、一味または七味唐辛子

作り方
①山芋は皮をむいてすりおろす。セロリは、そばと同じくらいの太さの千切りにする。長ネギも刻む。
②そばを、たっぷりの湯で茹でる。茹で上がる前にセロリを入れる。
③麺つゆを加熱し、そばつゆを作る。

④③に②を入れて、おろし山芋とかまぼこ、長ネギ、かつお節、ゴマ、ワカメをトッピングし、一味（七味）唐辛子をふりかけて頂く。

むくみを取り、高タンパクでダイエットにぴったり

《じゃが芋とタラコのサラダ》

材料

じゃが芋大3個、タラコ1腹、コーン大さじ4（缶詰など）、オクラ、紅花オイル大さじ1、自然塩、コショウ

作り方

①じゃが芋はよく洗い、茹でて皮をむいて、つぶす。

②タラコは皮を大きなスプーンでしごき、身だけを出す。

③ボウルに、①と②とコーンを混ぜて紅花オイル大さじ1と塩コショウで味付けをする。

④オクラを塩茹でして、輪切りにしてトッピングする。

〔応用〕次の日、冷めたサラダに、とろけるチーズとパルメザンチーズをのせてオーブンで焼き、サラダグラタンにして頂く。

宿便を取り腸内の大そうじに……

《納豆キムチ》

材料

ひきわり納豆1パック、キムチ適量、あさつき（または万能ネギ）1本、トマト1／2個

作り方

①ボウルに、ひきわり納豆と刻んだキムチとあさつきを入れる。

②しゃもじでよく混ぜる。

③ラップをかけ、一晩冷蔵庫で寝かせる（納豆菌とキムチ菌の相乗効果で発酵し、何倍にも増える）。

④次の日から、ご飯にかけたり、のり巻きにしたりして頂く。ざく切りトマトをざっくり混ぜると納豆のヌメリや匂いが気にならなくなり、納豆がダメな人も食べられる。

体を温め腸の機能低下による便秘に効き、肌をきれいにする

《大豆入り肉じゃが》

材料

じゃが芋4個、大豆60g（缶詰や真空パックの茹でたもの）、豚肉の赤身150g、玉ネギ1個、にんじん2本、糸コンニャク1袋、しいたけ4枚、サヤインゲン3〜4本、てんさい糖、自然塩、酒、醤油

作り方

①鍋に一口大に切った材料と大豆、ヒタヒタにかぶるくらいの水を入れ、てんさい糖と自然塩、酒、醤油で少し薄味と感じるくらいに味付けをする。
②中火で煮てアクを取り、最後に斜め切りにしたサヤインゲンを入れて煮る。

肌をきれいにしながら免疫力を高める

《はと麦ときのこの梅煮》

材料

煮たはと麦50g、しいたけ、しめじ、エノキ茸、なめこ各1袋、梅干し、かつお節、酒、醤油

※はと麦は小出しに使うと面倒なので一袋500gを全部よく洗い、一晩お湯につけたあと、その水で煮ると三十分ほどで炊ける。炊けた「はと麦」を一〇等分して小分けにして冷凍庫に保存する。白米のほか、十穀米などの雑穀米と一緒に炊いても便利。

作り方

①しいたけ、しめじは石づきを取り除き、エノキ茸は茶色い部分を切り落とす。しいたけはスライス、なめこはそのまま、しめじとエノキ茸は小房に分ける。

②鍋に①とはと麦と酒大さじ2、醤油少々と水100ccを入れ、ふたをして煮る。

③梅干し2個の種をのぞき、よくつぶして②と混ぜる。
④かつお節をトッピングする。

フコイダンの抜群の排泄&解毒力でコレステロール値を下げる
《もずくがゆ》

材料
ご飯80g、だし汁2カップ、もずく20g、しょうがの千切り少々、梅干し、自然塩

作り方
①ご飯をザルに入れ、水洗いしておく。
②鍋に、だし汁と①を入れて弱火でひと煮立ちさせ、もずくとしょうがを加えて、再びひと煮立ちしたらすぐに火を止める。
③梅干しの種をのぞき、大きいフォークでよくつぶしてトッピングする。あまり塩辛くならないように自然塩少々を足して、お好みの味にととのえる。

体が温まり、デトックスするコラーゲンもたっぷりの根菜スープ

《手羽のコラーゲンスープ》

材料

手羽先8本、蓮根、ごぼう、大根、にんじん、コンニャク、しめじ、セロリ各適量、自然塩、コショウ

作り方

①スープ用の深鍋に軽く塩コショウした手羽先、大きめの乱切りにした蓮根、ごぼう、大根、にんじん、セロリ、下ゆでしたコンニャク、石づきを切り落として手でほぐしたしめじを入れ、たっぷりの水を入れて強火にかける。煮立ったら弱火にして塩コショウし、お好みの味にととのえる。中火にして吹きこぼれないようにじっくり煮てスープを作る。

②ときどき、アクをすくいながら仕上げる。

③炊いた雑穀米にかけてスープご飯にしたり、胚芽パンなどと一緒に頂く。

ダイエットのストレスで、ちょっと気持ちが沈んだときに元気になる

《エビとすりおろし蓮根のスープ》

材料

エビ6尾、蓮根80g、大葉（しその葉）6枚、すりおろししょうが少々、昆布だし汁2カップ、自然塩、片栗粉、酢、酒

作り方

①蓮根は酢水につける。大葉は細かく刻む。エビは背ワタを竹串で取って殻をむき、塩でもんで流水で洗う。水気をふき取り細かく切ってから庖丁の背でたたく。ボウルに入れ、塩少々、酒大さじ1を入れよく混ぜる。

②だし汁を鍋に入れて煮立て、流水で洗った蓮根をすりおろして入れる。もう一度煮立ったら酒大さじ1とエビを加えて煮る。

③塩ひとつまみとすりおろししょうがを入れ味をととのえ、片栗粉小さじ1を水大さじ1で溶いたものを加え、とろみがついたところで器に盛り、大葉をトッ

ピングして頂く。

ゴーヤーでコラーゲンの生成を促進、お肌をきれいにしながら健康的にやせる
《ゴーヤーチャンプルー》

材料
ゴーヤー1／2本、木綿どうふ1／2丁、卵2個、脂身の少ないハム、「タンパッキー」ソイハム、にんじん1／3本、白ネギ1本、紅花オイル、醤油、自然塩、コショウ

※「タンパッキー」とはバルク（bulk＝繊維質の食物）状に固形化した大豆たんぱく食品で、見た目はハムやソーセージのような形をしています。合成保存料、着色料、化学調味料などは一切使用せず、天然の素材だけで加工した自然食品です。好きな形にカットして、焼いたり、揚げたり、煮たりすることで調理する楽しみも増え、また口に入れれば本物の肉のような食感が十分に味わえるすぐれた商品です。

作り方

①ゴーヤーは縦半分に切り、ワタと種を取ってスライスして塩をふり、よくもみ込んでおく。十分くらいたったら塩を流水で洗い流し、ペーパータオルでふき取る。にんじんは千切り、白ネギは斜め切り。

②紅花オイル大さじ1を中華鍋に熱しゴーヤーとにんじんをサッと炒め、皿に取り出しておく。

③ハムとタンパッキーを短冊切りにして鍋に入れ両面がカリッとするまで焼く。とうふをスプーンでくずして入れ、少し色がつくまで炒める。ゴーヤー、にんじん、ネギを入れて塩コショウして手早く炒め、溶き卵を全体に流し入れる。醬油を鍋肌にそって回し入れ、全体を大きく混ぜてできあがり。

大きめに乱切りしてよく噛めば、満腹感を得られ食物繊維もたっぷり

《根菜のけんちん汁》

材料

(A)：(水4カップ、だし昆布2㎝角切り8枚、干ししいたけ2枚)
ごぼう1本、にんじん1本、大根10㎝、里芋3個、コンニャク1枚、とうふ1丁、青ネギ少々
(B)：(味噌、自然塩、酒少々)

作り方

①前夜より(A)を鍋に入れて干ししいたけを戻し、火にかける。
②乱切りしたごぼう、にんじん、大根、里芋、手でちぎったコンニャクを下茹でし、①に入れてやわらかくなるまで煮る。
③とうふを手で一口大にちぎって②に入れ、(B)で調味する。
④盛りつけて、青ネギをトッピングする。

温めながら胃腸の調子を整え、やせる

《おいしいダイエットロールキャベツ》

材料

大きめのキャベツの葉３枚、結びしらたき３玉、しいたけ２枚、鶏のささ身３本、かんぴょう、オクラ１本、粉ゼラチン、コンソメ、自然塩、コショウ

作り方

①洗ったキャベツの葉３枚を茹でてしんなりさせる。

②鍋に水カップ２と１／２、コンソメ１個を入れ、鶏のささ身を煮て取り出し、細く裂いておく。

③しいたけはスライスし、結びしらたきはザルに入れて熱湯をかけておく。

④キャベツを広げ②のささ身と③をのせ、塩コショウ少々を全体にふって包み、水につけ戻したかんぴょうで巻いて結ぶ。

⑤鍋に入れ煮立たせた後、弱火でコトコト煮込み、味を見て塩コショウを足す。

アクをていねいにとる。

⑥オクラを2㎜にスライスして鍋に入れ、スープで溶いた粉ゼラチン5gも入れて加熱し、とろみをつける。

⑦器にロールキャベツを盛り、とろみスープをかけて頂く。

便秘を解消してビタミンCもたっぷり、ダイエット中の嬉しいデザート

《スイートポテトのレモン煮》

材料

さつまいも400g、レモンの輪切り6枚、レーズン大さじ3、黒砂糖大さじ3、ハチミツ大さじ3、自然塩少々、シナモン

作り方

①さつまいもは2㎝の厚さの輪切りにする。

②鍋にさつまいもを入れ、ヒタヒタより少し上まで水を入れレモンの輪切りを上にのせ、黒砂糖とハチミツと塩少々（ひとつまみ）を入れ強火で煮立て、レーズ

ンを入れて中火で煮汁が少なくなるまで煮る。
③お好みでシナモンパウダーを少しかける。

整腸作用と緩下作用で便秘すっきり、疲れがとれて腸をうるおす

《バナナのヨーグルト煮》

材料
バナナ、ドリンクヨーグルト、レーズン、シナモン少々

作り方
①鍋にバナナとレーズンとドリンクヨーグルトを入れ煮る。
②熱々にシナモンパウダーをお好みでかけて頂く。冷めても美味しいデザート。

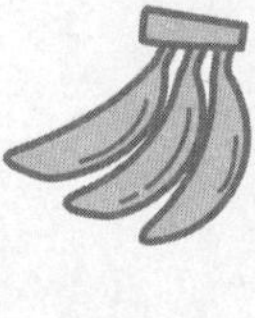

ダイエット中でも美味しいおやつとカクテル

《プルーンの赤ワイン煮》

材料

種ぬきドライプルーン1袋、赤ワイン、黒砂糖

作り方

①ドライプルーンを鍋に入れ、赤ワインをヒタヒタより上までそそいで煮る。

②甘みが欲しいときは黒砂糖をお好みの量入れる。おやつに食べて、就寝前に煮汁をお湯割りにして飲む。冷たいカクテルがお好みの場合は黒砂糖を入れないで、ドリンクヨーグルトで割る。

③どちらも、ワインを足してホットカクテル、アイスカクテルにもできる。

著者紹介
石原結實（いしはら　ゆうみ）
1948年、長崎市生まれ。長崎大学医学部卒業、同大学大学院医学研究科博士課程修了。スポーツ医学と栄養学の面から白血球の働きを研究する。現在、イシハラクリニック院長として漢方薬と食餌療法指導によるユニークな治療法を実践するかたわら、日本テレビ系「おもいッきりテレビ」にレギュラー出演。全国各地で数多くの講演を行う。医学博士。コーカサス・グルジア共和国科学アカデミー長寿医学会名誉会員。
著書に『「医者いらず」の食べ物事典』『血液サラサラで、病気が治る、キレイになれる』『種子島の鉄砲とザビエル』『医者いらずの「にんじんジュース」健康法』（以上、ＰＨＰ文庫）、『「一食抜き」健康法』（朝日新聞社）、『病は脚から！』（文藝春秋）、『生きる力』（新星出版社）、『病気は自分で見つけ、自分で治す！』（ＫＫベストセラーズ）、『病は“冷え”から』（光文社）など100冊以上。

本書は、書き下ろし作品です。

PHP文庫　石原式
「朝だけしょうが紅茶」ダイエット
7日間、体を温めて水を出す

2007年7月18日　第1版第1刷
2008年7月25日　第1版第4刷

著　者　石原結實
発行者　江口克彦
発行所　PHP研究所
東京本部　〒102-8331　千代田区三番町3番地10
文庫出版部　☎03-3239-6259(編集)
普及一部　☎03-3239-6233(販売)
京都本部　〒601-8411　京都市南区西九条北ノ内町11
PHP INTERFACE　http://www.php.co.jp/
制作協力
組　版　PHPエディターズ・グループ
印刷所
製本所　図書印刷株式会社

© Yumi Ishihara 2007 Printed in Japan
落丁・乱丁本の場合は弊社制作管理部(☎03-3239-6226)へご連絡下さい。
送料弊社負担にてお取り替えいたします。

ISBN978-4-569-66882-6

PHP文庫

PHP文庫

PHP文庫

加藤諦三 「自分づくり」の法則
加藤諦三 終わる愛 終わらない愛
加藤諦三 行動してみることで人生は開ける
加藤諦三 自分に気づく心理学
加藤諦三 自立と孤独の心理学
加藤諦三 「自分の居場所」をつくる心理学
加藤諦三 「ねばり」と「もろさ」の心理学
加藤諦三 人生の重荷をプラスにする人、マイナスにする人
金盛浦子 少し叱ってたくさんほめて
金盛浦子 「きょうだい」の上手な育て方
金盛浦子 「つらい時」をしのぐちょっとした方法
金森誠也 監修 30ポイントで読み解くクラウゼヴィッツ「戦争論」
加野厚志 島津義弘
加野厚志 本多平八郎忠勝
金平敬之助 ひと言のちがい
神川武利 秋山真之
神川武利 伊達宗《むね》城《なり》
唐土新市郎 営業マン、今これだけはやっておこう!
唐土新市郎 図で考える営業マンが成功する
狩野直禎 諸葛孔明

河合 敦 目からウロコの日本史
川北義則 人生・愉しみの見つけ方
川北義則 人生、だから面白い
川北義則 「いま」を10倍愉しむ思考法則
川口素生 戦国時代なるほど事典
川口素生 宮本武蔵101の謎
川口素生 「幕末維新」がわかるキーワード事典
川島令三 編著 鉄道なるほど雑学事典
川島令三 編著 通勤電車なるほど雑学事典
川島令三 岡田 直 鉄道のすべてがわかる事典
川島令三 幻の鉄道路線を追う
樺 旦純 ウマが合う人、合わない人
樺 旦純 運がつかめる人 つかめない人
樺 旦純 うっとうしい気分を変える本
樺 旦純 女ごころ・男ごころがわかる心理テスト
菊入みゆき モチベーションを高める本
菊池道人 榊原康政
菊池道人 北条氏康
菊池道人 斎藤一《はじめ》
北岡俊明 ディベートがうまくなる法

北岡俊明 最強のディベート術
紀野一義 文 入江泰吉 写真 仏像を観る
桐生 操 イギリス怖くて不思議なお話
桐生 操 世界史怖くて不思議なお話
桐生 操 世界史・驚きの真相
桐生 操 王妃カトリーヌ・ド・メディチ
桐生 操 王妃マルグリット・ド・ヴァロア
楠木誠一郎 石原莞爾
楠木誠一郎 エピソードで読む 武田信玄
楠山春樹 「老子」を読む
国司義彦 「20代の生き方」を本気で考える本
国司義彦 「30代の生き方」を本気で考える本
国司義彦 「40代の生き方」を本気で考える本
国司義彦 「50代の生き方」を本気で考える本
栗田昌裕 栗田式記憶法入門
栗田昌裕 栗田式奇跡の速読法
黒岩重吾 古代史の真相
黒岩重吾 古代史を解く九つの謎
黒岩重吾 古代史を読み直す
黒鉄ヒロシ 新選組

PHP文庫

黒鉄ヒロシ　坂本龍馬
黒鉄ヒロシ　幕末暗殺
黒部亨　宇喜多直家
ケリー・グリーソン／楡井浩一 訳　なぜか、「仕事がうまくいく人」の習慣
ケリー・グリーソン／楡井浩一 訳　だから、「仕事がうまくいく人」の習慣
小池直己　TOEIC®テストの「決まり文句」
小池直己　TOEIC®テストの英文法
小池直己　TOEIC®テストの英単語
小池直己　英語ではこう言う！ 日本語の「決まり文句」
小池直己　TOEIC®テストの英熟語
小池直己　TOEIC®テストの基本英会話
小池直己　センター試験英語を6時間で攻略する本
小池直己／佐藤誠司　中学英語を5日間でやり直す本
幸運社　意外と知らない「もののはじまり」
神坂次郎　特攻隊員の命の声が聞こえる
甲野善紀　武術の新・人間学
甲野善紀　古武術からの発想
甲野善紀　表の体育 裏の体育
郡順史　佐々成政
國分康孝　人間関係がラクになる心理学

國分康孝　自分をラクにする心理学
心本舗　みんなの箱人《ハコジン》占い
兒嶋かよ子 監修　「民法」がよくわかる本
兒嶋かよ子 監修　クイズ法律事務所
兒玉佳子／須藤亜希子　赤ちゃんの気持ちがわかる本
近衛龍春　織田信忠
木幡健一　「マーケティング」の基本がわかる本
木幡健一　「プレゼンテーション」に強くなる本
小林正博　小さな会社の社長学
小巻泰之 監修／造事務所 著　図解 日本経済のしくみ
小山俊　リーダーのための心理法則
コリアンワークス　「日本人と韓国人」なるほど事典
コリン・ターナー／早野依子 訳　あなたに奇跡を起こす小さな100の智恵
コリン・ターナー／早野依子 訳　あなたに奇跡を起こす希望のストーリー
近藤唯之　プロ野球 遅咲きの人間学
今野紀雄 監修　「微分・積分」を楽しむ本
財団法人 計量生活会館　知って安心！「脳」の健康常識
斎藤茂太　心のウサが晴れる本
斎藤茂太　逆境がプラスに変わる考え方
斎藤茂太　10代の子供のしつけ方

斎藤茂太　「なぜか人に好かれる人」の共通点
齋藤孝　会議革命
酒井美意子　花のある女の子の育て方
堺屋太一　組織の盛衰
坂崎重盛　なぜ、この人の周《まわ》りに人が集まるのか
坂崎重盛　「人間関係ぎらい」を楽しむ生き方
坂田信弘　ゴルフ進化論
坂田信弘　ゴルフ進化論2
坂野尚子　「いい仕事」ができる女性
阪本亮一　できる営業マンはお客と何を話しているのか
阪本亮一　超「リアル」営業戦術
櫻井よしこ　大人たちの失敗
佐々木宏　成功するプレゼンテーション
佐治晴夫　宇宙の不思議
佐竹申伍　島左近
佐竹申伍　蒲《がも》生《う》氏《うじ》郷《さと》
佐竹申伍　真田幸村
佐々淳行　危機管理のノウハウ・PART(1)(2)(3)
佐藤綾子　かしこい女は、かわいく生きる。
佐藤綾子　すてきな自分への22章

PHP文庫

佐藤綾子 すべてを変える勇気をもとう
佐藤綾子 自分を大好きになる55のヒント
佐藤勝彦 監修 「相対性理論」を楽しむ本
佐藤勝彦 監修 最新宇宙論と天文学を楽しむ本
佐藤勝彦 監修 「量子論」を楽しむ本
佐藤勝彦 監修 「相対性理論」の世界へようこそ
佐藤よし子 英国スタイルの家事整理術
佐藤よし子 英国スタイルのシンプルマナー講座
J&Lパブリッシング 編著 今さら人に聞けない「パソコンの技術」
ジェラァー・ホワイト 酒井泰介 訳 「最大効果！」の仕事術
重松一義 江戸の犯罪白書
七田眞 子どもの知力を伸ばす300の知恵
篠原佳年 幸福力
芝豪太《たい》 公《こう》望《ぼう》
柴田武 知ってるようで知らない日本語
渋谷昌三 外見だけで人を判断する技術
渋谷昌三 使える心理ネタ43
渋谷昌三 外見だけで人を判断する技術 実践編
渋谷昌三 しぐさで人の気持ちをつかむ技術
司馬遼太郎 人間というもの

嶋津義忠 上杉鷹山
清水武治 「ゲーム理論」の基本がよくわかる本
下村昇 大人のための漢字クイズ
謝世輝 世界史の新しい読み方
シルビア・ブラウン リンジー・ハリソン 堤江実 訳 あなたに奇跡を起こすスピリチュアル・ノート
陣川公平 よくわかる会社経理
陣川公平 経理・財務のキーワードがわかる事典
水津正臣 監修 「刑法」がよくわかる本
水津正臣 監修 「職場の法律」がよくわかる本
菅原明子 マイナスイオンの秘密
菅原万美 お嬢様ルール入門
杉本苑子 落とし穴
スーザン・ヘイワード 編 山川紘矢／山川亜希子 訳 聖なる知恵の言葉
鈴木五郎 飛行機の100年史
鈴木秀子 9つの性格
鈴木豊 「顧客満足」の基本がわかる本
鈴木豊 「顧客満足」を高める35のヒント
スチュアート・クレイナー 金利光 訳 ウェルチ 勝者の哲学
スティーブ・チャンドラー 弓場隆 訳 あなたの夢が実現する簡単な70の方法
世界博学倶楽部 「世界地理」なるほど雑学事典

関裕二 古代史の秘密を握る人たち
関裕二 消された王権・物部氏の謎
関裕二 大化改新の謎
関裕二 壬申の乱の謎
関裕二 神武東征の謎
瀬島龍三 大東亜戦争の実相
全国データ愛好会 47都道府県なんでもベスト10
曽野綾子 人は最期の日でさえやり直せる
大疑問研究会 大人の新常識520
太平洋戦争研究会 太平洋戦争がよくわかる本
太平洋戦争研究会 日本海軍がよくわかる事典
太平洋戦争研究会 日本陸軍がよくわかる事典
太平洋戦争研究会 日露戦争がよくわかる本
多賀一史 日本海軍艦艇ハンドブック
多賀一史 日本陸海軍航空機ハンドブック
多湖輝 しつけの知恵
高嶋秀武 話のおもしろい人、つまらない人
高嶋秀武 しゃべり上手で差をつけよう
髙嶌幸広 説得上手になる本
髙嶌幸広 話し方上手になる本

PHP文庫

高嶌幸広　「話す力」が身につく本
高野澄　井伊直政
高橋浩　頭のいい人悪い人、その差はここだ！
高橋安昭　会社の数字に強くなる本
高橋勝成　ゴルフ最短上達法
高橋克彦　風の陣［立志篇］
高橋三千世　爆笑！ママが家計を救う
高宮和彦 監修　健康常識なるほど事典
財部誠一　カルロス・ゴーンは日産をいかにして変えたか
滝川好夫　「経済図表・用語」早わかり
田口ランディ　ミッドナイト・コール
匠英一　「意識のしくみ」を科学する
匠英一 監修　「しぐさと心理」のウラ読み事典
竹内元一　「図解表現」の技術が身につく本
武田鏡村　大いなる謎・織田信長
武田鏡村　［図説］戦国兵法のすべて
武光誠　古代史大逆転
武光誠　「鬼と魔」で読む日本古代史
太佐順　陸《りく》遜《そん》
田坂広志　意思決定12の心得

田坂広志　仕事の思想
田島みるく 文／絵　お子様ってやつは
田島みるく 文／絵　「出産」ってやつは
立石優　范《はん》蠡《れい》
立川志の輔 選・監修　PHP研究所編　古典落語100席
田中澄江　「しつけ」の上手《うま》い親・下手な親
田中鳴舟　みるみる字が上手くなる本
谷口克広　目からウロコの戦国時代
谷沢永一　こんな人生を送ってみたい
谷沢永一　渡部昇一　孫子・勝つために何をすべきか
田原紘　目からウロコのパット術
田原紘　ゴルフ下手が治る本
田原紘　実践 50歳からのパワーゴルフ
田原紘　ゴルフ曲がってあたりまえ
田原紘　上手いゴルファーはここが違う
田原紘　ゴルフ下手につける13のクスリ
田辺聖子　恋する罪びと
丹波元　京都人と大阪人と神戸人
丹波元　まるかじり礼儀作法
柘植久慶　旅順

柘植久慶　歴史を変えた「暗殺」の真相
柘植久慶　歴史を動かした「独裁者」
柘植久慶　世界のクーデター・衝撃の事件史
柘植久慶　日露戦争名将伝
出口保夫　英国紅茶の話
出口保夫　イギリスの優雅な生活
デニース・スコフィールド　小谷啓子 訳　少しの手間できれいに暮らす
寺林峻　服部半蔵
寺林峻　エピソードで読む黒田官兵衛
童門冬二　「情」の管理・「知」の管理
童門冬二　上杉鷹山の経営学
童門冬二　名補佐役の条件
童門冬二　宮本武蔵の人生訓
童門冬二　男の論語（上）（下）
童門冬二　幕末に散った男たちの行動学
戸部新十郎　忍者の謎
戸部新十郎　信長の合戦
戸部新十郎　二十五人の剣豪
戸部民夫　「日本の神様」がよくわかる本
ドロシー・ロー・ノルト　レイチャル・ハリス　石井千春 訳　子どもが育つ魔法の言葉

PHP文庫

ドロシー・ロー・ノルト 石井千春／武者小路実昭 訳　子どもが育つ魔法の言葉 for the Heart
土門周平　天皇と太平洋戦争
土門周平　戦史に学ぶ「勝敗の原則」
中江克己　日本史 怖くて不思議な出来事
中江克己　日本史「謎の人物」の意外な正体
中江克己　お江戸の意外な生活事情
中江克己　お江戸の地名の意外な由来
中江克己　お江戸の意外な「モノ」の値段
長尾　剛　新釈「五輪書」
中川昌彦　自分の意見がはっきり言える本
長坂幸子 監修　家庭料理「そうだったのか！」クイズ
永崎一則　人はことばに励まされ、ことばで鍛えられる
永崎一則　聡明な女性の素敵な話し方
永崎一則　人をほめるコツ・叱るコツ
永崎一則　スピーチ ハンドブック
永崎一則　話力をつけるコツ
中澤天童　名古屋の本
中島道子　前田利家と妻まつ
中島道子　松平忠輝
中島道子　柳生石舟斎宗厳《むねよし》

中島道子　松平春嶽《しゅんがく》
中曽根康弘／石原慎太郎　永遠なれ、日本
永田英正　項羽
中谷彰宏　大人の恋の達人
中谷彰宏　運を味方にする達人
中谷彰宏　入社3年目までに勝負がつく77の法則
中谷彰宏　こんな上司と働きたい
中谷彰宏　気がきく人になる心理テスト
中谷彰宏　君のしぐさに恋をした
中谷彰宏　知的な女性は、スタイルがいい。
中谷彰宏　週末に生まれ変わる50の方法
中谷彰宏　朝に生まれ変わる50の方法
中谷彰宏　忘れられない君のひと言
中谷彰宏　なぜ彼女にオーラを感じるのか
中谷彰宏　自分で考える人が成功する
中谷彰宏　時間に強い人が成功する
中谷彰宏　大学時代しなければならない50のこと
中谷彰宏　運命を変える50の小さな習慣
中谷彰宏　あなたが動けば、人は動く
中谷彰宏　強運になれる50の小さな習慣

中谷彰宏　大学時代出会わなければならない50人
中谷彰宏　なぜあの人にまた会いたくなるのか
中谷彰宏　「大人の女」のマナー
中谷彰宏　人生をムダにしない50の小さな習慣
中谷彰宏　結婚前にしておく50のこと
中谷彰宏　出会い運が開ける50の小さな習慣
中谷彰宏　金運が強くなる50の小さな習慣
中谷彰宏　スピード人間が成功する
中谷彰宏　なぜあの人は運が強いのか
中谷彰宏　人は短所で愛される
中谷彰宏　好きな映画が君と同じだった
中谷彰宏　独立するためにしなければならない50のこと
中谷彰宏　スピード整理術
中谷彰宏　会社で教えてくれない50のこと
中谷彰宏　なぜあの人は時間を創り出せるのか
中谷彰宏　人を許すことで人は許される
中谷彰宏　大人の「ライフスタイル美人」になろう
中谷彰宏　なぜ、あの人は「存在感」があるのか
中谷彰宏　都会に住んで、元気になろう。
中谷彰宏／かまたいくよ 絵　恋の奇跡のおこし方

PHP文庫

中谷彰宏　人を動かせる人の50の小さな習慣
中谷彰宏　本当の自分に出会える101の言葉
中谷彰宏　一日に24時間もあるじゃないか
中津文彦　歴史に消された「18人のミステリー」
中西　安　数学が苦手な人の経営分析
中西輝政　大英帝国衰亡史
中野　明　論理的に思考する技術
中原英臣／佐川　峻　なにが「脳」を壊していくのか
永久寿夫　スラスラ読める「日本政治原論」
中村昭雄 監修／造事務所 著　図解 政府・国会・官公庁のしくみ
中村彰彦　幕末を読み直す
中村　晃　直《なお》江《え》兼《かね》続《つぐ》
中村　晃　児玉源太郎
中村祐輔 監修　遺伝子の謎を楽しむ本
中村幸昭　マグロは時速160キロで泳ぐ
中村義作 編／阿邊恵一 著　知って得する！ 速算術
中山み登り　「あきらめない女」になろう
中山み登り　〈なちよこ〉シングルマザー日記
中山庸子　「夢ノート」のつくりかた
中山庸子　夢生活カレンダー

奈良井安　「問題解決力」がみるみる身につく本
西野武彦　「株のしくみ」がよくわかる本
西本万映子　「就職」に成功する文章術
日本語表現研究会　気のきいた言葉の事典
日本博学倶楽部　「県民性」なるほど雑学事典
日本博学倶楽部　「歴史」の意外な結末
日本博学倶楽部　「関東」と「関西」こんなに違う事典
日本博学倶楽部　雑学大学
日本博学倶楽部　世の中の「ウラ事情」はこうなっている
日本博学倶楽部　「関東」と「関西」おもしろ比較読本
日本博学倶楽部　歴史の意外な「ウラ事情」
日本博学倶楽部　身近な「モノ」の超意外な雑学
日本博学倶楽部　歴史の「決定的瞬間」
日本博学倶楽部　歴史を動かした意外な人間関係
日本博学倶楽部　歴史の意外な「ウワサ話」
日本博学倶楽部　「ことわざ」なるほど雑学事典
日本博学倶楽部　「間違いやすい日本語」の本
日本博学倶楽部　戦国武将・あの人の「その後」
日本博学倶楽部　幕末維新・あの人の「その後」
日本博学倶楽部　ちょっと人には聞けない「愚かな疑問」

日本博学倶楽部　日露戦争・あの人の「その後」
沼田陽一　イヌはなぜ人間になつくのか
野村敏雄　宇喜多秀家
野村敏雄　大谷吉継
野村敏雄　小早川隆景
野村敏雄　秋山好古
ハイパープレス　雑学居酒屋
葉治英哉　松平容保
葉治英哉　張良
橋口玲子 監修　元気でキレイなからだのつくり方
長谷川三千子　正義の喪失
秦　郁彦 編　ゼロ戦20番勝負
畠山芳雄　人を育てる100の鉄則
畠山芳雄　こんな幹部は辞表を書け
服部英彦　「質問力」のある人が成功する
服部省吾　戦闘機の戦い方
服部隆幸　[入門]ワン・トゥ・ワン・マーケティング
花村　奨　前田利家
バーバラ・コロローソ／田栗美奈子 訳　子どもに変化を起こす簡単な習慣
羽生道英　佐々木道誉

PHP文庫

PHP文庫

PHP文庫

向山洋一 向山式「勉強のコツ」がよくわかる本
向山洋一編 山田 彰著 「中学の数学」全公式が12時間でわかる本
向山洋一編 井上好文著 中学の数学「苦手な文章題」を5時間で攻略する本
森 荷葉 和風えれがんとマナー講座
森 荷葉 「きもの」は女の味方です。
森本邦子 わが子が幼稚園に通うとき読む本
森本哲郎 ことばへの旅(上)(下)
森本哲郎 戦争と人間
守屋 洋 中国古典一日一言
守屋 洋 新釈 菜根譚
守屋 洋 男の器量 男の値打ち
八坂裕子 ハートを伝える聞き方、話し方
八坂裕子 好きな彼に言ってはいけない50のことば
安岡正篤 活眼 活学
安岡正篤 活学としての東洋思想
安岡正篤 人生と陽明学
安岡正篤 論語に学ぶ
八尋舜右 竹中半兵衛
八尋舜右 立花宗茂
藪小路雅彦 超現代語訳 百人一首

山折哲雄 蓮如と信長
ブライアン・L・ワイス 山川紘矢・亜希子訳 前世療法
ブライアン・L・ワイス 山川紘矢・亜希子訳 前世療法2
ブライアン・L・ワイス 山川紘矢・亜希子訳 魂の伴侶—ソウルメイト
ブライアン・L・ワイス 山川紘矢・亜希子訳 「前世」からのメッセージ
山崎武也 一流の仕事術
山崎房一 強い子・伸びる子の育て方
山崎房一 心がやすらぐ魔法のことば
山崎房一 子どもを伸ばす魔法のことば
山崎房一 どんどんほめればグングン伸びる
山田恵諦 人生をゆっくりと
山田正二監修 間違いだらけの健康常識
山田陽子 1週間で脚が細くなる本
山村竜也 新選組剣客伝
山村竜也 目からウロコの幕末維新
八幡和郎 47都道府県うんちく事典
唯川 恵 明日に一歩踏み出すために
唯川 恵 きっとあなたにできること
唯川 恵 わたしのためにできること
ゆうきゆう 「ひと言」で相手の心を動かす技術

養老孟司 甲野善紀 自分の頭と身体《からだ》で考える
吉松安弘 バグダッド憂囚
読売新聞大阪編集局 雑学新聞
李 康彦 木内 明 超初級「ハングル入門」の入門
李家幽竹 「風水」で読み解く日本史の謎
リック西尾 右脳速習・TOEIC®テスト英単語
リック西尾 英語で1日すごしてみる
竜崎 攻 真田昌幸
鷲田小彌太 「やりたいこと」がわからない人たちへ
鷲田小彌太 大学時代に学ぶべきこと、学ばなくてよいこと
和田秀樹 受験は要領
和田秀樹 受験は要領 テクニック編
和田秀樹 受験に強くなる「自分」の作り方
和田秀樹 わが子を東大に導く勉強法
和田秀樹 受験本番に強くなる本
和田秀樹 他人の10倍仕事をこなす私の習慣
渡辺和子 美しい人に
渡辺和子 愛をこめて生きる
渡辺和子 愛することは許されること
渡辺和子 目に見えないけれど大切なもの